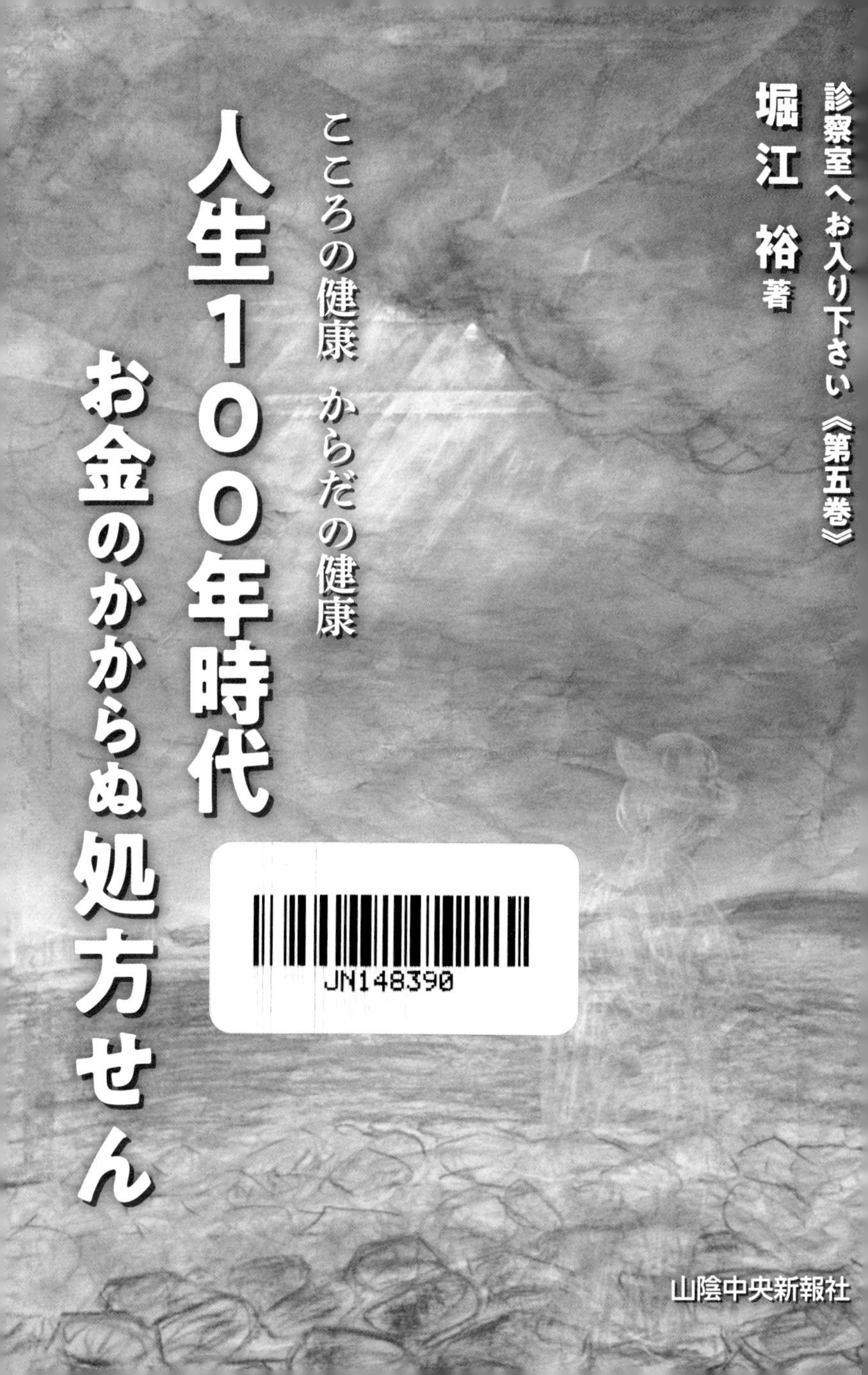

診察室へお入り下さい《第五巻》

堀江 裕 著

こころの健康 からだの健康

人生100年時代
お金のかからぬ処方せん

山陰中央新報社

目次

談論風発

人生100年時代

はじめに

「人生100時代　お金のかからぬ処方せん」を上梓することになりました。「診察室へお入り下さい—病は言葉で治療する」という本の題名を考えついてもらったのは、東京印刷株式会社・高田雪枝（旧姓　畠山雪枝）さんです。平成12年10月6日、鳥取県西部地震発生がきっかけで、その体験談を日本海新聞潮流欄に平成13年1月から1年間「地域病院のめざす坂の上の雲」として、また平成13年4月から1年3カ月、毎日新聞には「新米院長に聴診器」として書かせていただいたのがスタートです。第一巻は4刷りで1万冊以上印刷しました。

その後第二巻として毎日新聞鳥取版に連載した内容を中心に「ことばの点滴いたしましょう」。第三巻は鳥取県日野病院から島根県済生会江津総合病院に移り、「診療はごはん　言葉がおかず」を発行。平成20年1月22日から1年10カ月にわたり、産経新聞の中四国全域と近畿地方の一部に毎週連載したものと山陰中央新報の「談論風発」をまとめました。

第四巻は平成20年7月1日から山陰経済ウイークリーに毎月1回連載した「笑いとユーモア／ドクトル堀江の院長日記」と山陰中央新報の「談論風発」をまとめたもので「人生最高の楽しみとは」としました。

今回は山陰経済ウイークリーの平成30年までの連載記事と談論風発、さらに書き下ろし7編を加え、「人生100年時代　お金のかからぬ処方せん」としました。

「武士は食わねど高楊枝」といって、江戸時代からお金の話は禁句のような風潮が日本にはあります。しかし、令和の時代になって100歳以上が7万人を超えるようになると、先行きどれだけ生きられるんだろうか、と心配になるのは誰も同じだと思います。お上も庶民の懐を心配してくれる世の中になりました。先般、金融庁の試算では、年金だけで生活するのに足らない金額は2000万円という話が人口に膾炙《かいしゃ》したものですから、世の中の批判を浴びました。

私は、この話は別に間違った話ではないと思いますが、唯一贅沢に慣れている人には、とても足らないし、質素な生活の人には必要ない話で、一律に数字を出してしまった無神経さが論議を呼んだ原因だと思いました。

お金の心配なくして人生100年時代は語れないかとおもったので、このような題名に落ち着きました。ラッキョウのようにどこにもその内容が出てこないと言わないで、この本にある処方せんを読んでいただきたいと思います。

昨夜（2019年10月13日）は野球のクライマックスシリーズ（CS）で巨人とソフトバンクの優勝が決まり、日本ラグビーが、ワールドカップ予選4連勝でベスト8に進出という偉業達成の記念すべき一夜で、台風19号の大水害に悲しむ日本列島に元気を与えてもらいました。「人生は些事からなる」というのは、私の好きな言葉の一つです。都会だろうと田舎だろうと、身近に転がっている宝物が存在し、それらに気付くかどうかで、人生の味わい方が変わってくるのでは、というメッセージを添えて発刊の言葉とします。

山陰経済ウイークリーの吉井睦雄さん、本書の編集に辛抱強くお付き合いくださった山陰中央新報社出版部の寺本正治さん、表紙や挿絵に協力してもらった家族のみんなにも感謝します。

（令和元年10月14日体育の日）

続　笑いとユーモア／ドクトル堀江の院長日記

2015（平成27）年3月24日～2018（平成30）年11月20日

山陰経済ウイークリー掲載

医療は文化に従属する

今年も医学部の1、2年生の5人の学生さんが2日に分けて、小院で地域医療実習に来院。「鉄は熱いうちに打て」です。30分間の時間をもらって、ミニレクチャーすることになりました。

「皆さん、病院は何のために存在すると思いますか」「病める患者さんを元気にして、社会へ送り返してあげることです」「では、何のために社会へ送り返すのですか」と質問すると、学生さんの答えはいろいろです。しばらく考えてもらって、私は「日本国憲法」の話をすることにしました。「憲法25条には『国民は最低限度の健康で文化的な生活を営む権利がある』と書かれています。健康について書いてあるのは25条だけです。あとは医療法などの法律があって病院のことが書いてあります」

「では文化的生活とは何でしょうか」と学生さんに聞くと、皆さんからどんどん答えが出てきます。「本を読んだり、旅行をしたり、歴史を調べたり、美味しいものを食べたり、友達とお茶したり――」などと、楽しい話になってきます。

「皆さん、今、全国各地で医療の偏在が叫ばれています。山陰、ことに島根県でも例外でなく、医師不足が深刻です。皆さんは将来、山陰の医療を支えるために、今日もこうして病院で実習して医療現場の体験をしています。どうか、初心を忘れずに、頑張って立派な医師になって地域に貢献してください」と言って話を終えると大体20分くらいが過ぎてしまいました。

残りの10分間は、「今、クラブ活動は何をしていますか」とか「将来どんな科を選択したいですか」などと話して、最後に「病院は診療だけでなく、添える言葉が非常に大事です。患者さんを励ましたり、悲しませたりするのも言葉ひとつです。医師や看護師は病院で患者さんと接している時間が最も長いので、その発する言葉は格別の意味があります。ビタミンやホルモンの如《ごと》き作用があること度々です。よく流行っている先生は、腕だけではないのです。患者さんの心をつかむ、元気を付けるいい言葉を使っている先生のところに集まるのです」。

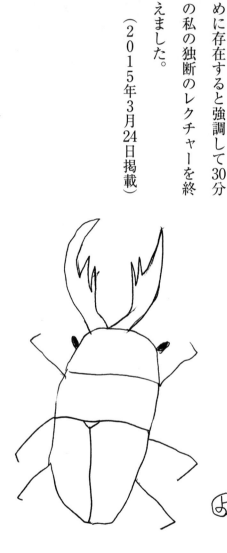

医療は文化的生活をするために存在すると強調して30分の私の独断のレクチャーを終えました。

（2015年3月24日掲載）

胃カメラ修業時代の思い出

桜も散り、5月の若葉も萌えあがる頃になると、いよいよ農家では田植えの準備が始まります。農家で育った私も、早苗の時期に何となく気分も高揚してきます。農家魂とでもいったような遺伝子にスイッチが入るのかもしれません。今でも、地方の病院はどこでも田植え時期や稲刈り時期になると、自然に患者さんが減ってくることはよく経験することです。

院長職を退いて一医師として勤務することになり、入院患者さんを診たり外来診察をしたり、施設の入所者さんを診たりと、仕事の中身が変わって病院を見る風景が変わってきました。あちこちから、患者さんを診てほしいと頼まれると悪い気はしません。田植え時期に手伝ってほしいと言われるような気分がして何となく嬉しいものです。何の役にも立たないが、お茶の一杯ぐらい出す気持ちで喜び勇んで患者さんのところに向かいます。

事情があって、3月下旬は胃カメラをする先生が異動やら転勤やらで不在となる時期がありました。整形外科の先生から消化管からの出血があり、診察してほしいとの依頼で、診察に向かいました。消化管出血の患者さんで黒色便なら、まず胃カメラをして、さらに大腸カメラをするのですが、つい軽い気持ちで「私が胃カメラをしましょう」と言ったところ、にわかに看護師さんや技師さんの皆さんの雰囲気が変わり、「先生、ご乱心を」と、周りから押しとどめられました。

私としてみれば昔とったきねづかで、10年前までは胃カメラを最低年間200例くらいはやっていましたので、本人はいくらでもできるつもりでいましたが、周囲はそうは見ません。しばらくカメラを扱っておらず実績がありませんでしたので、しぶしぶ引き下がるしかありませんでした。

40年前の研修医時代、胃カメラは大学の医局に入って2年間は扱わせてもらえませんでしたので、胃カメラで患者さんの胃の中を診たいという渇望感は半端なものではありませんでした。他の病院当直明けの朝、看護師長さんに頼んで胃潰瘍の患者さんを2、3人絶食にして待機していてもらって、カメラを入れる訓練をさせてもらって勉強したことを思い出しました。一人の患者さんに45分入れていたと言われたこともあります。「胃カメラはお茶の子さいさい」という実力を周囲に理解してもらえるかどうか、これからの課題であります。

（2015年4月21日掲載）

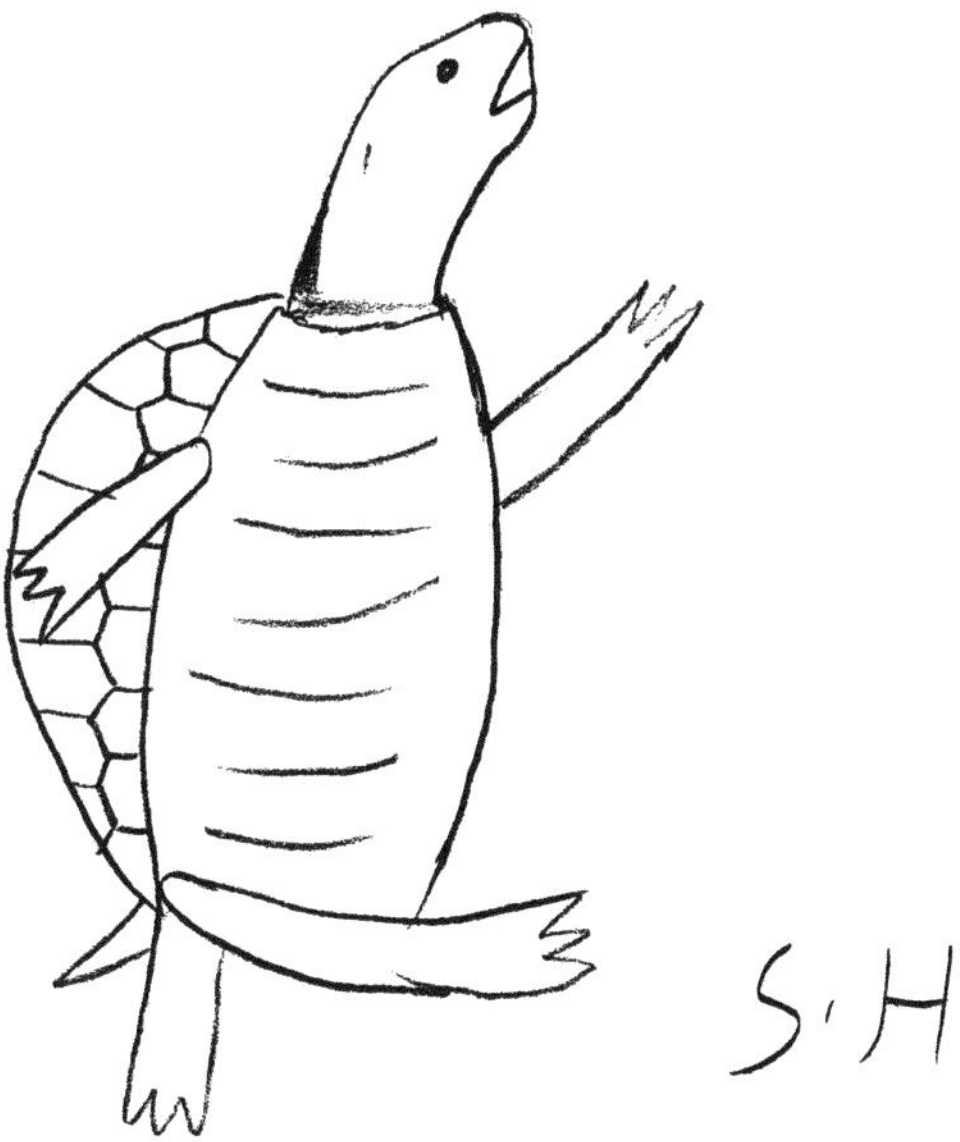

浜松町ポルフィリン症専門外来

「唱え続けると物事は成就する」とよく言われますが、今年は春からかねての夢であった二つの懸案事項が実現しました。

一つは、難病疾患である「ポルフィリン症」が、2015（平成27）年7月から、国の難病疾患として指定されたことです。官報にも掲載され正式決定しました。いつも「この病気の患者さんの数は、どのくらいの頻度の病気ですか」と聞かれますが、そのデータが全くありませんでした。そこで、不肖私が山陰地方で過去40年間に診断した患者さんの数から、鳥取県（60万人）、島根県（70万人）合計130万人当たりどのくらいの頻度で存在するか計算しました。その結果、だいたい山陰地方で私が診断したのは10家系（家族の潜在者20~30人）なので、日本国内で偏りがないとすれば、最低2千人から3千人は存在することが判明しました。今週末の肝臓学会総会で詳細は報告する予定です。

もう一つの夢は、定年になったら月に1回、東京でポルフィリン症の患者さんを診断するクリニックを見つけたいという夢でした。看護師さんや事務員の方の手間を取りますので、クリニックの選定に手間取っていましたが、急性ポルフィリン症治療薬を発売している製薬会社との縁もあり、浜松町の東芝ビルディング1階のクリニックで、6月26日から毎月1回、第4金曜日にポルフィリン症専門外来をさせてもらえることになりました。

診断と治療および医療相談（カウンセリング）が主ですが、私の狙いは、ポルフィリン症と診断のついた患者さんだけでなく、疑いのある患者さんを否定するという仕事が最も大事な役目だと思っています。その病気でないという診断は、患者さんにとっても医師にとっても、門前払いされないで安心して次の鑑別診断に進めるからです。予約制で、いつでも検査体制はできていますので、尿や血液の検査をあらかじめ診察の前にしてもらい、当日はその結果を見みながら話ができそうです。芝浦スリーワンクリニック（電話03・6779・8181）です。江津からは午後5時に特急で出雲へ行き、サンライズに乗り換えて上京。翌日一日診察し、夜10時発のサンライズに乗り込めば、朝9時すぎには松江に帰られます。ただ問題は、週末のサンライズのチケットが出雲大社のブームで入手困難とのことで、どうなることやら。

（2015年5月26日掲載）

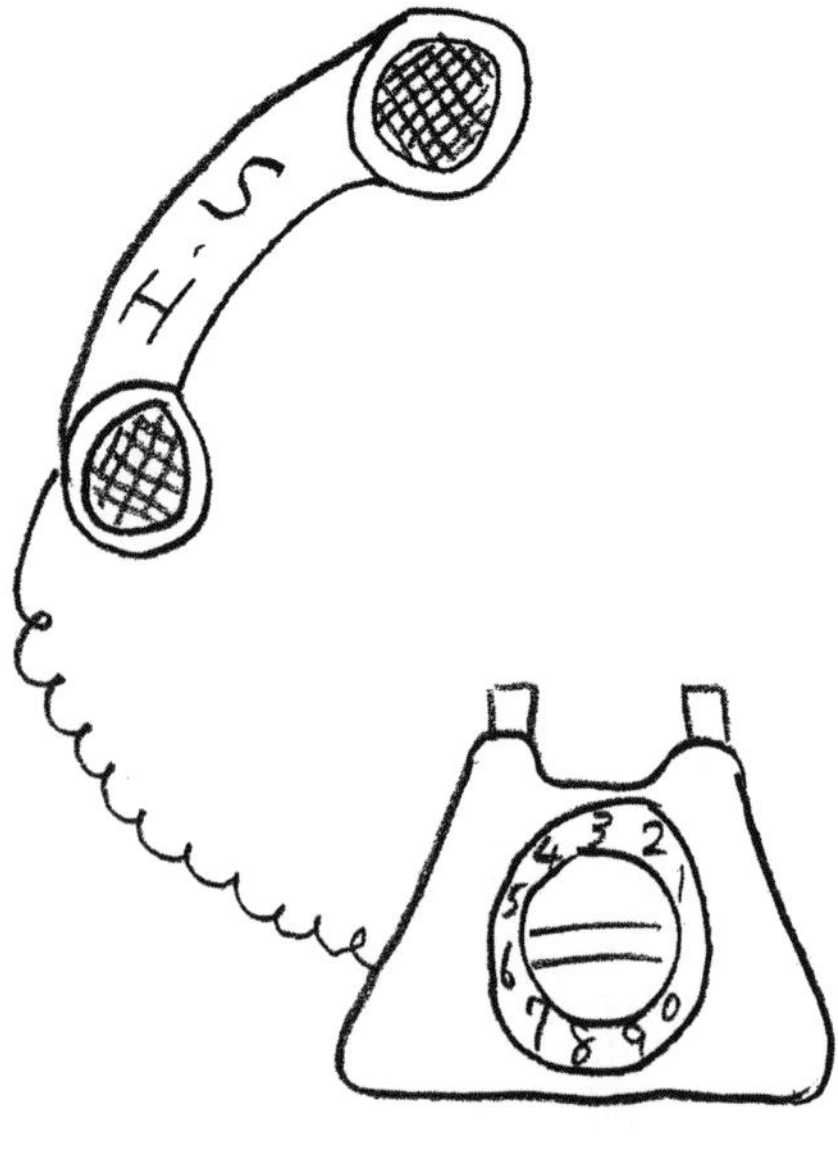

健康管理はメタボとロコモの両方から

メタボリック症候群（内臓脂肪症候群＝以下メタボ）という言葉は心臓、血管など内臓機能を中心に人体機能をみる言葉です。内科の医師を中心に作成した考えです。40年前は成人病といい、30年前に生活習慣病になり、10年くらい前からメタボ症候群と言い始めて、にわかに使われ始めました。体重の代わりに臍《へそ》の高さで腹回りを測定して男性85チセン、女性90チセン以上に加え、高血圧、高脂血症、糖尿病の三つのうち二つがあればメタボと呼んでいます。現在の人間ドックでの健康診断はメタボの有無とがんの発見を目的に行われていると考えればいいと思います。

一方、体のあちこちが痛いという患者さんがいます。腰痛であったり、膝の痛みであったり、肩こりであったり、骨や筋肉といった整形外科で診てもらう運動器官の病気が存在します。体を支える骨や筋肉の人体機能はメタボの概念からは外れています。

そこで2007年に整形外科学会からロコモティブ症候群（運動器症候群＝以下ロコモ）という言葉が提唱され使われるようになってきました。メタボに比べてまだ一般的に知られてはいない言葉のようですが、内臓機能だけでなく骨格や筋肉機能を維持することが大変重要です。最近私はロコモ、ロコモと自分に言い聞かせて運動しています。

私がなぜそう思ったかは、夜のテレビ番組の宣伝に健康器具の宣伝が多いことに気付いたからです。あんま器具の宣伝や体操番組の存在だけでなく、筋肉増強の器械を購入したい欲求に駆られて、気付くと健康器具の山の中で生活している患者さんもたくさん見てきましたので、ぐっと抑制をきかせて体操を毎日取り入れることにしました。

お金のかからないロコモ対策に私が毎日行っている運動をご紹介したいと思います。それは、風呂上がりに布団の上でも出来る腹回りの運動です。布団の上でも出来ると書きましたが、できたら、公園のベンチの上でもタオルを敷いて腹筋や背筋の伸展、屈曲運動などを、30分くらい集中して行うといい運動になります。特に気持ちがいいのは、腰や背中を、前かがみになったりそったりする運動で、腰痛対策には欠かせない運動だと信じて一生懸命取り組んでいます。実際、筋肉を鍛えると、血糖値が低下することは医学的にもよく経験します。鍛えた筋肉で糖分が消費されるので、メタボ対策にもなるのです。

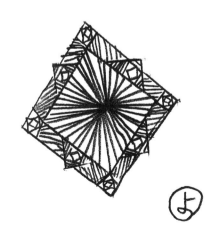

（2015年6月23日掲載）

生涯勉強　産業医研修会

医師の生涯教育の一環として、医師会を中心として研修会があります。学会やメーカーの学術勉強会と違って、主として日曜日に産業医である先生方が、その資格を取得したり、維持したりするための勉強会です。現在の「産業医制度」は労働者の健康を守るために、1996（平成8）年に旧労働省が新たにつくった制度です。50人以上の職員が勤務する職場には産業医を1人置かなければならないことになっています。好天気でゴルフや行楽に出掛けたい日でも、医師会や勤務医の先生は朝から晩まで部屋にこもりきりで勉強です。この制度ができた時代、私は大学病院に勤務していました。当時全国のあちこちに週末出掛けて、資格を取る先生がいて、「どうして産業医になりたいのですか」と聞いたことがあります。

その先生は「来年度中に医院を開業するので、開業すると産業医の資格を取る時間がないので、比較的暇な勤務医の週末に全国へ出掛けてポイントを稼ぐのです。先生も取った方がいいですよ」と勧められた記憶があります。自分の病院で健康診断する場合でも、産業医がいないと誰かに頼まなければならないので、資格を取るために夏休みなど、まとめて講習会が全国で開催されています。自分の住んでいる県以外でどこでも研修を受けられるのが産業医資格の特徴で、時間のない先生は東京でも京都でも広島でも、旅費や研修費に糸目をつけず出掛けることができます。

先週も研修会に出掛けてみてびっくりしました。研修会のテーマが、職場のメンタル（こころ）のチェックをどうするかというテーマ一色だったからです。これまでのテーマはもっぱら、メタボリック症候群の高血圧、糖尿病、高脂血症、アルコール依存症、たばこの禁煙対策などが主でした。メンタルチェックが問題になっていることは、職場の社長さんの関心も、上司や部下、同僚との人間関係に悩む人が増えていることにあることを表しています。そのため、講師の先生も精神神経科や心療内科、公衆衛生の先生、さらに行政の法律関係担当者など多彩で面白い話を聞くことができました。

それよりも、私が一番感心したのは、ご高齢の先生を含めて、聴講者が朝から晩まで休憩時間を惜しんで熱心に勉強される姿でした。向学心を刺激して受験時代を思い出しての勉強ぶりで、若返りホルモンが出ていて長生きの秘訣がこのあたりにもあるかもしれません。

（2015年7月21日掲載）

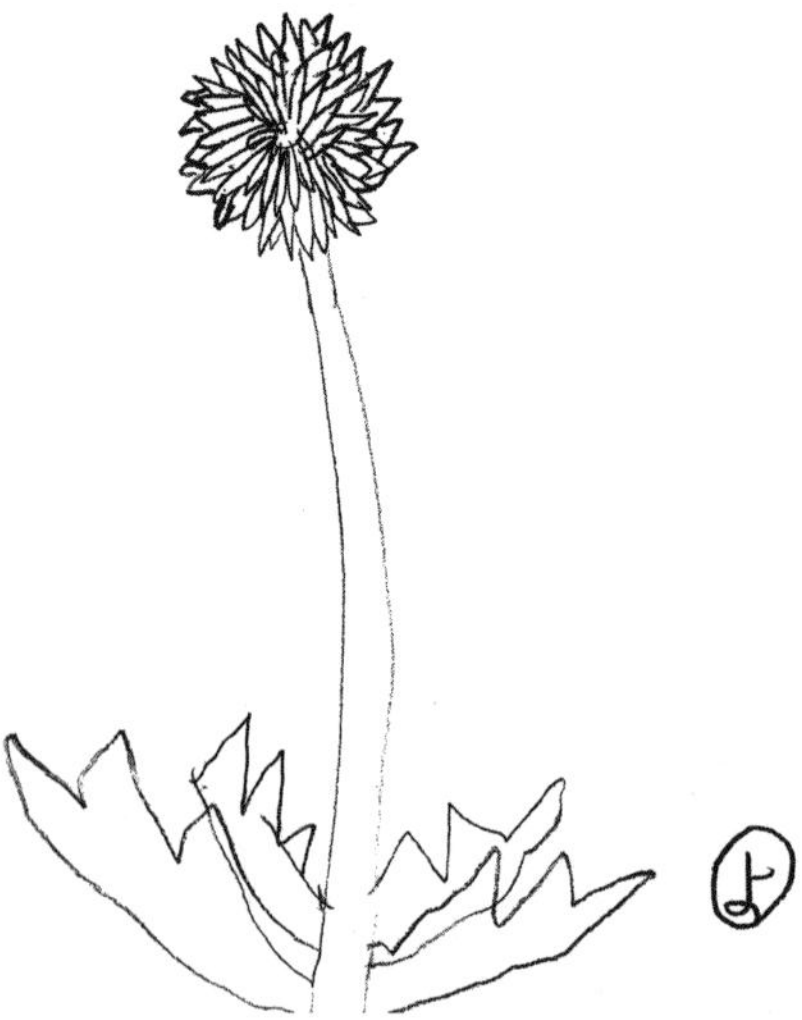

世は挙げて渇望の時代

昨年の暮れ、広島市で医師会の講演会に呼んでもらった時、私の講演の司会をしてもらった肝炎専門の教授の言葉が今でも耳に残っています。「私たちは、知識に飢えていて知識に対する渇望の時代にいます。今日はポルフィリン症という稀な病気の話を聴かせてもらいます」というものでした。現代はネット時代と言われていて、情報があふれている時代で情報の取捨選択に四苦八苦しているという先入観念をもっていた私は、知識に飢えているという先生もいるんだなあとびっくりしたことを覚えています。仕事をどんどんこなす先生の意識は違うものだと感心したものでした。

それから半年、今年の夏は、何年ぶりかの異常気象で、脱水症から熱中症になった患者さんが担ぎ込まれているのですが、スポーツ大好きな私にとって、酷暑の清涼剤は何といってもスポーツ選手の活躍です。とりわけ、山陰にゆかりのある、隠岐の海関、照ノ富士関、錦織圭選手、梶谷隆幸選手の活躍を見ると、テレビや新聞のニュースを何回も見直して、暑さが吹き飛ぶというものです。今日の外来でも高校野球の早稲田実業学校の清宮幸太郎選手のことが話題になりました。

「清宮選手についてどう思いますか」と、スポーツ好きの患者さんがスポーツ新聞片手に来院。「高校野球100年目で、時代が要請して待っていたような選手ですね」「すごい人気ですね」「清宮選手見たさに朝早くから多くの人が甲子園球場を訪れ、第1試合から4万7千席が満員ですからね」「誰に似てますかねー」「和製ベーブルースとか言われてますが、雰囲気としては高松第一高校から西鉄ライオンズに行った中西太さんを一回り大きくした感じですねー」と。「名前もいいですね」。私も負けじと独壇と偏見で応酬します。

「〝み〟のつく所には神様がいると白川静字書にも書いてあります。都、港、水、岬、道。宮もそうです。清宮はきれいな川のそばのお宮さん。そういえば、亡くなって27年になる美空ひばりさんにも〝み〟が付いていましたね」などと、外来で盛り上がります。早稲田実業は準決勝で敗れたので、今年の夏の甲子園の清宮フィーバーの幕はひとまず下りました。渇望感のある時代のスターに大きく育ってほしいものだと夢が広がります。

（2015年8月25日掲載）

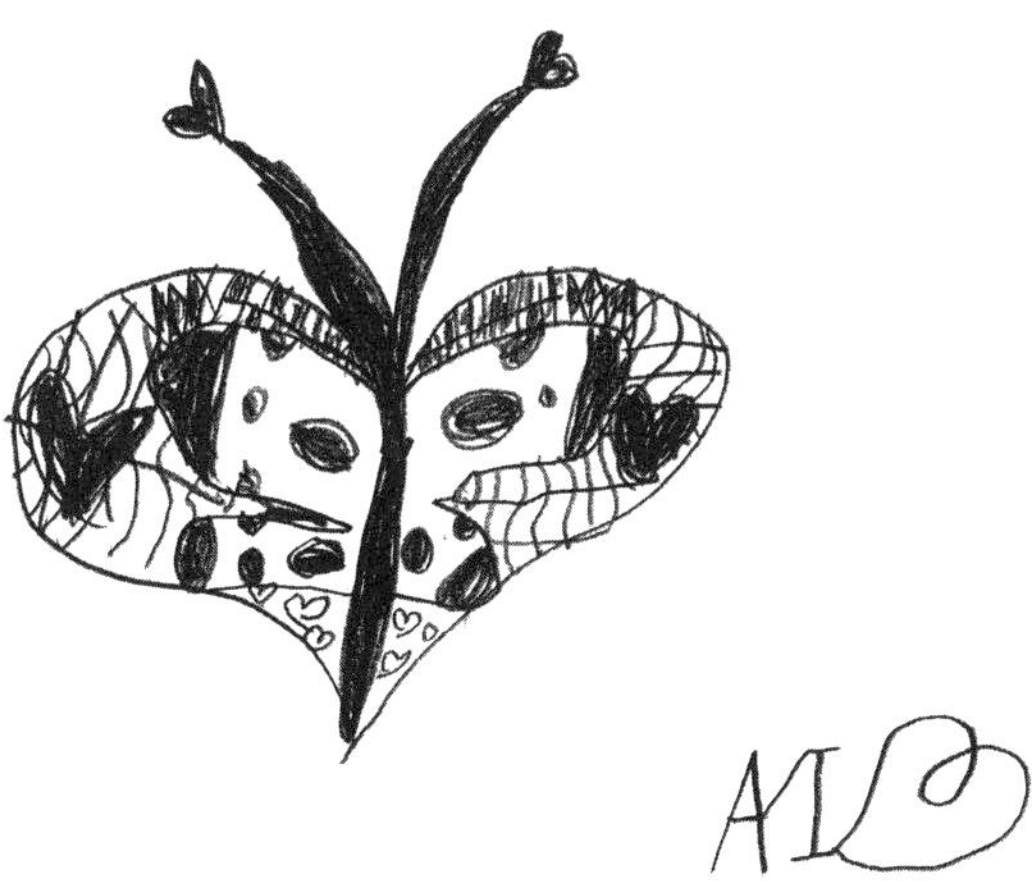

「楽しい日本」は「楽しい人生」から成る

本誌山陰経済ウイークリーに小欄の連載を書かせてもらい始めたのは、2008年7月1日号からで、足かけ8年になります。今回これらをまとめて単行本化することにしました。㈟「世の中はネーミングの世界である」と書いたことがあります（09年3月3日号）。司馬遼太郎さんの「坂の上の雲」は、マヨネーズのような使い勝手があり、何にでも使えます。

「坂の上の雲」とは、目指すもの、目標といった意味と私は理解したのですが、目標と書くより何となく文学的でロマンチックな気分に浸れるのは不思議な言葉の持つ力だと思っています──と書きました。今回拙著の題名をいろいろ考えましたが、「人生最高の楽しみとは」としました。ありきたりだと家族はじめ周囲の反応はいまひとつでしたが、今回は断固自分の主張を貫き通しました。この題名は講演でもよく使ってきて、自分のなかでもこなれていて、この言葉の中に、ちゃんこ鍋のようにいろんな話を入れることができると思ったからです。

9月5日に発刊してから5日目の10日夜、フジテレビ系列のプライムニュースに出演された石原慎太郎さんと堺屋太一さんの話を聞いていて、我が意を得たりと膝を打ちました。これからの日本の目標は何かと聞かれた堺屋さんは、これからの日本は「楽しい日本」が目標と指摘されたではありませんか。「団塊の世代」「峠の群像」などの時代をずばり表現するネーミングの達人のキーワードが「楽しい日本」とは。

ちょうどその頃、スポーツ庁初代長官に就任した鈴木大地さんの言葉も「明るく楽しい元気な日本」でした。２０２０年の東京オリンピックはもちろんのこと、これからの成熟国家日本のイメージが堺屋風に「楽しい日本」であるなら、その楽しい日本の具体例がこのコラム「人生最高の楽しみとは」の底流に流れている、と大いに大風呂敷を広げた気分になった次第です。
講演した時は最後に「本日は私の言いたいことの10％もしゃべることはできませんでしたが、この本の中にすべてが書いてあります。皆さんどうか、この本を買って読んでください」とあいさつして、講演を終わることにしていますので、このフレーズを今後も、恥ずかしながら、使わせてもらおうと思っています。

（2015年9月22日掲載）

㈱診察室へお入り下さい　第四巻
こころの健康　からだの健康「人生最高の楽しみとは」
2015（平成27）年9月5日発行

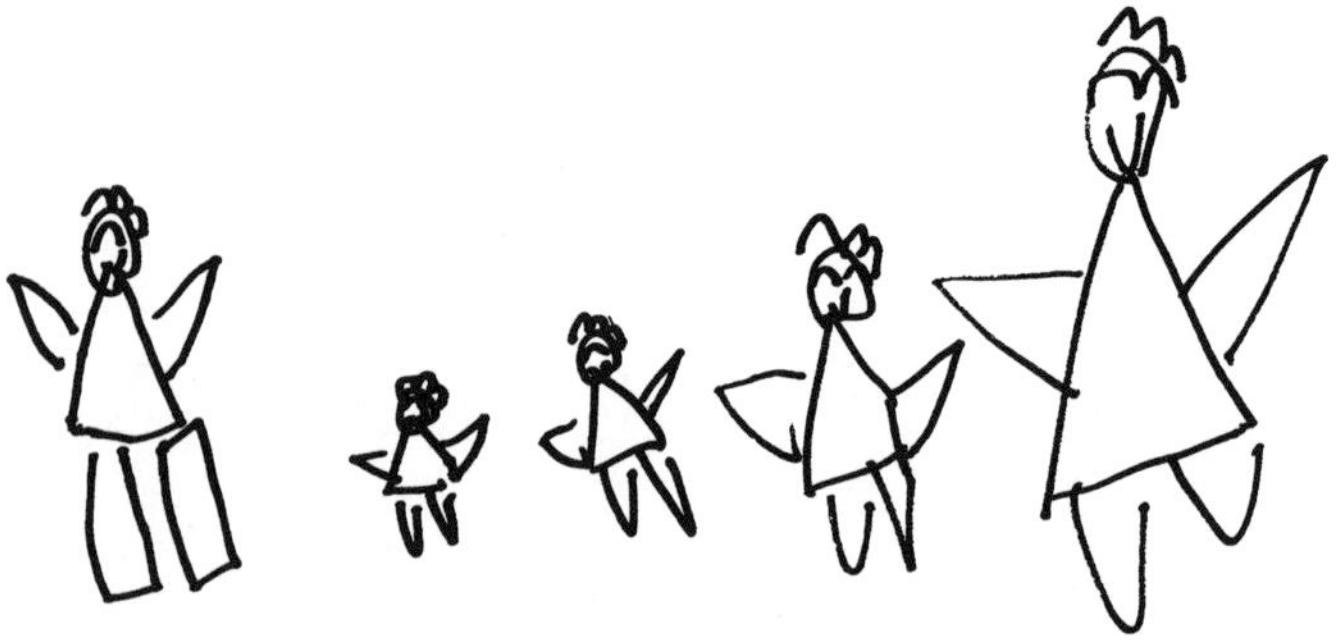

後継者のないのも生きがいのうち

1968（昭和43）年入学の医学部の同窓会に参加しました。この時代は学園紛争が盛んで、昭和44年は東京大学の入試が中止になりました。あまり落ちついて勉強する雰囲気ではなく、卒業式も自主卒業式があったりで、勉強に対する不完全燃焼で6年間を過ごした世代です。3年浪人まで入れると団塊の世代真っただ中の昭和21、22、23、24年生まれの世代です。

この同窓会がスタートしたのは、40歳を過ぎたころと記憶しています。中年の定義とは同窓会に参加したくなったり、司馬遼太郎を読みたくなる年代と言われていたこともあり、自分も中年になったのだと感じて参加したことを覚えています。

四半世紀たった今回の参加者は、入学者88人中、約30％の28人であり、上々の参加率です。勤務医と開業医の比率は半々でした。さて私の関心は、65歳を超えた同級生たちがどんな気持ちで現在生活しているかです。皆さんの挨拶に耳を澄ませて、興味津々に聞き入りました。

私のような勤務医はすでに定年になっており、嘱託や、関連施設や福祉施設との掛け持ちやらで、すこし現役を引いた感じの医者がほとんどです。開業の先生は全員現役で、いつ引退するかが最も気にかけているテーマだろうと推測していました。当然、全員自分自身の健康問題についてが最も関心が高く、高血圧や糖尿病、痛風などのメタボリック症候群と付き合っていると申告がありました。

二つ目は家族や孫の話で盛り上がりました。加藤茶さんのように若い奥さんとの新婚さん先生もありました。

三つ目は、私が最も聞きたかった今後の仕事の引き際をどうするかでした。しかし、見事に予想が裏切られました。開業の先生方は後継者がいるのは数人で、ほとんどが後継者はいないとのこと。後継者がないのは残念なことに思いますが、競争にもまれて生きてきた団塊の世代ですから、どっこい皆さん負けてはいられないようで、逆に生きがいを感じているふうでした。病院の職員が何十人もいたり、医師も数人抱えていたりで、もう5年や10年は現役でやりたいという先生がほとんどでした。先の見えないのもうれしいことで、元気をたっぷりもらって帰宅の途に就いたものでした。

（2015年10月27日掲載）

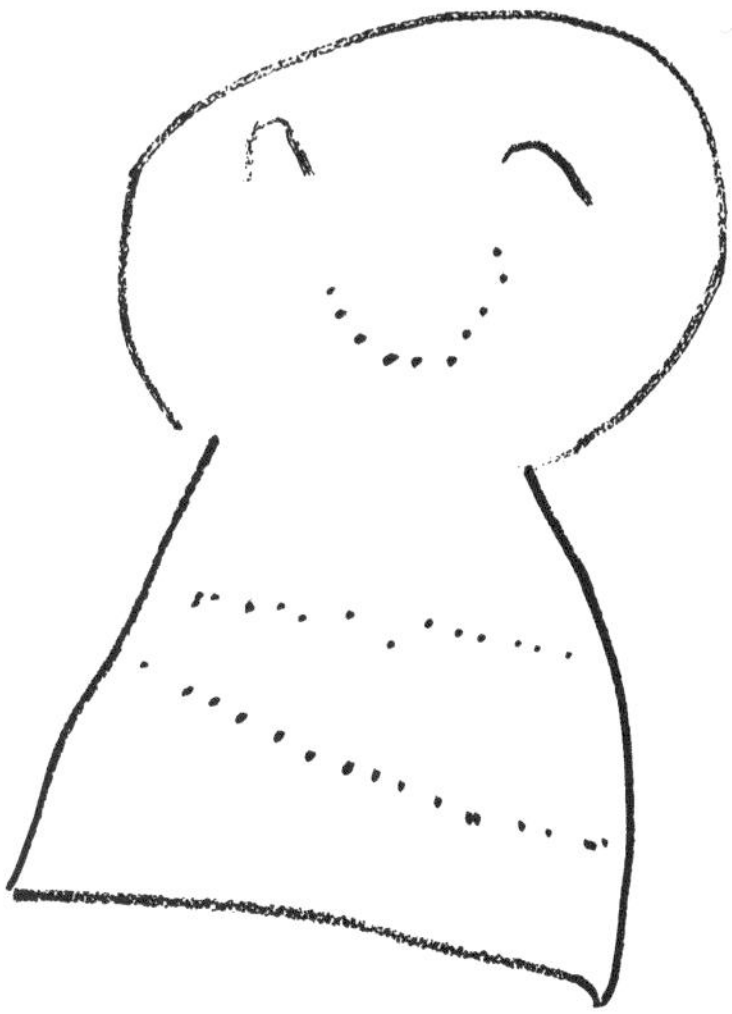

医者はなんでも知っている

年末の忘年会シーズンになると、昭和30年代に流行った、平尾昌晃さんの「星はなんでも知っている」という歌を思い出します。昭和30年代はアルコールを飲み過ぎても肝機能検査で早期に診断する方法はありませんでした。黄疸《おうだん》が出たり腹水がたまったり、食道や直腸から出血して初めて診断していましたが、終末期にしか診断できず患者さんは短期間で亡くなっていました。

それが昭和40年代終わりごろになってγ―GTP（ガンマージーティーピー）という肝機能検査が登場し、早期にアルコール性肝臓病や肝硬変を診断できるようになりました。これまで患者さんから「酒は全然飲んでいません」と申告されたら、医者は黙るしかなかったのですが、その血液検査のおかげで、アルコールを飲んで肝臓に負担をかけている状況が医者の立場からすべて把握できるようになったのです。だからアルコールの肝臓病については「医者はなんでも知っている」時代に入ったと思ったものです。

それでも例外があるもので、アルコールをいくら飲んでもこの検査に異常が見られない体質の患者さんが存在することも分かってきました。また、努力して肝臓を保護する方法を見つけた患者さんもあることを知りました。

50歳代の女性の患者さんで、割烹料理屋の女将さんでしたが、20年以上日本酒を毎日1升飲んでも肝機能が全く正常の方であることを、ひとづてに聞きました。その患者さんに「何か肝臓が丈夫な秘訣がありますか」と電話したところ、「お店に飲みにいらっしゃい。教えてあげるから」といわれてのこのこ出かけたというものです。

その患者さんは店が始まる5時から終了まで、牛乳を毎日10本は飲むとのこと。5時前に2本飲んで、胃を牛乳で満たしてから酒を飲むというのです。その結果、アルコールが胃腸から吸収されるのが抑えられて、肝臓でのアルコール代謝がゆっくり進んで肝機能が悪化しにくいというのです。その後、ネズミを使った実験で雌のネズミは雄のネズミに比べてアルコールの吸収が早いことが証明されました。人でもアルコールは女性の肝機能に早く異常を起こすことが分かってきて、私はその女将さんの知恵に感服したものでした。

（2015年11月24日掲載）

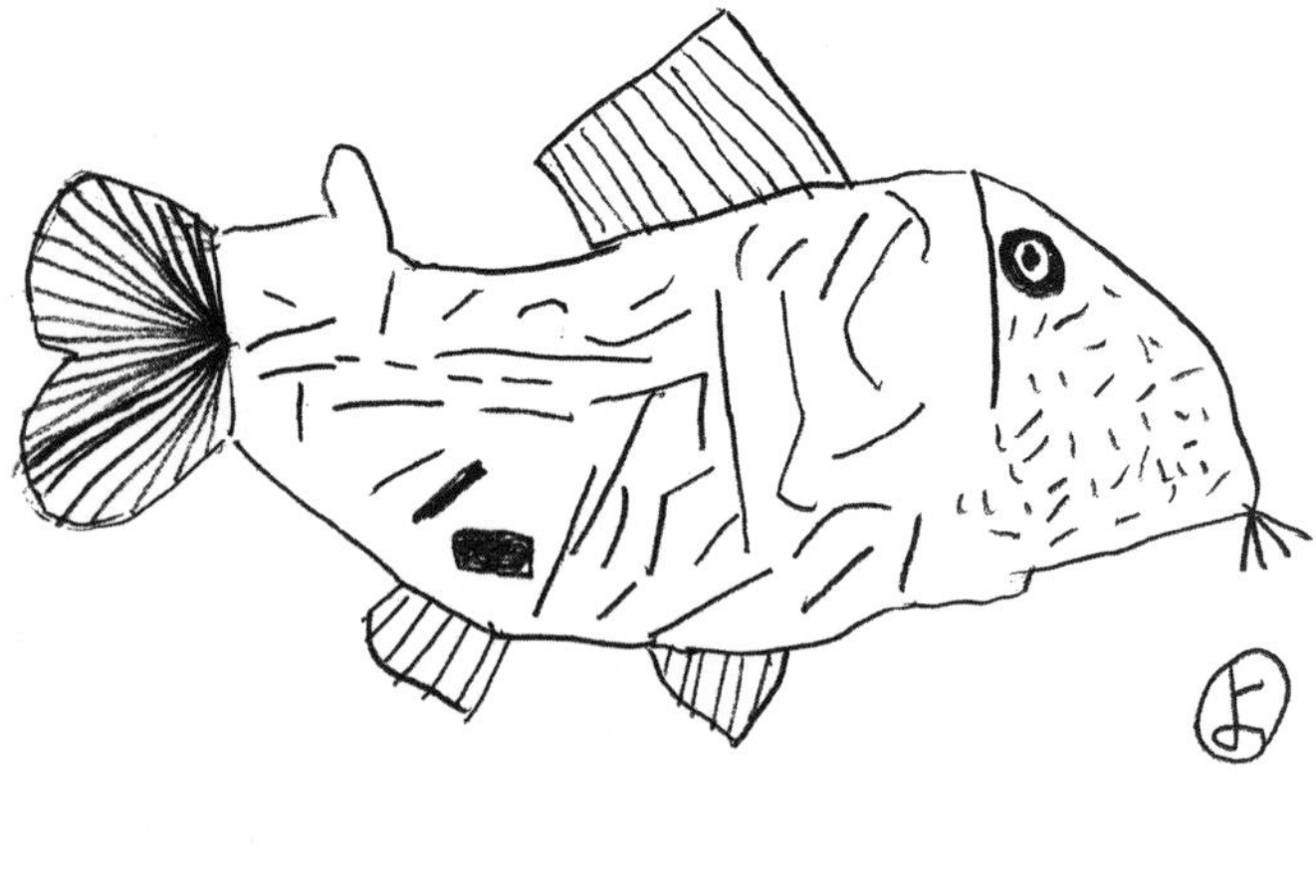

健康意識の高い患者さんに学ぶ

今年もあと1週間、師走もいよいよ押し詰まり〝もういくつ寝るとお正月〟の季節になってきました。何かと怠惰な生活を送っている身には、患者さんから聞く話は参考になることが多々あります。

70歳代の倉吉市在住の社長さんから、朝6時半ごろによく電話がかかってきます。「先生、歩いてますかー」「いやー、まだ布団のなかで寝ながらテレビ体操を見てますわ」「歩かにゃいけませんぞー。私は朝、暗いうちから1時間半歩いて汗びっしょり。これからシャワー浴びて会社ですわ」と叱咤《しった》激励の電話です。もう10年来ですから継続は力なりです。「何のためにそんなに歩くんですか」とお聞きすると、「夜、お酒やうまいものをしっかり食べるためです。そのため体重は一向に減りませんが検査はすべて正常ですわ」と、豪快に笑い飛ばされました。

来院された80歳代前半の女性の患者さんの感想も興味深いものです。建築士の同郷のご主人が亡くなられて、関東地方から一人で江津市に帰ってきた患者さんです。都会の生活は管理費がかかるので、家を探していたところ、市役所からい い物件があると連絡があったそうです。「300坪の土地付き住宅を激安で買いしました。うれしくて畑仕事をしたので体が痛くて来院しました」「何してらしたんですか」「孫と川崎フロンターレの追っかけしてました。主人が亡くなったので、土地を売って、世界旅行して、子どもたちに遺産分けして一人で山陰へ帰ってきました」「帰ったご感想は」「地元の人は歩かない人が多いですねー。みんな車ばっかり。都会の人はもっともっと歩いてますよ」「病院内でもエレベーターを使う身には耳が痛いですねー」「それと何をするにもたばこを吸っている人が多すぎる。だから歯も痛むのではないでしょうか。でもいいこともありますよ」「何ですか」「この間も、市役所の隣の職員食堂で300円の美味しいご飯を食べて坂道をおりていったら、親切な人に『お気をつけて』と2度も声を掛けられました。誰かと思ったら市長さんでした」。

来年は布団から起き上がって体操して、病院のエレベーターを使わず、階段を上り下りするのが目標です。

（2015年12月22日掲載）

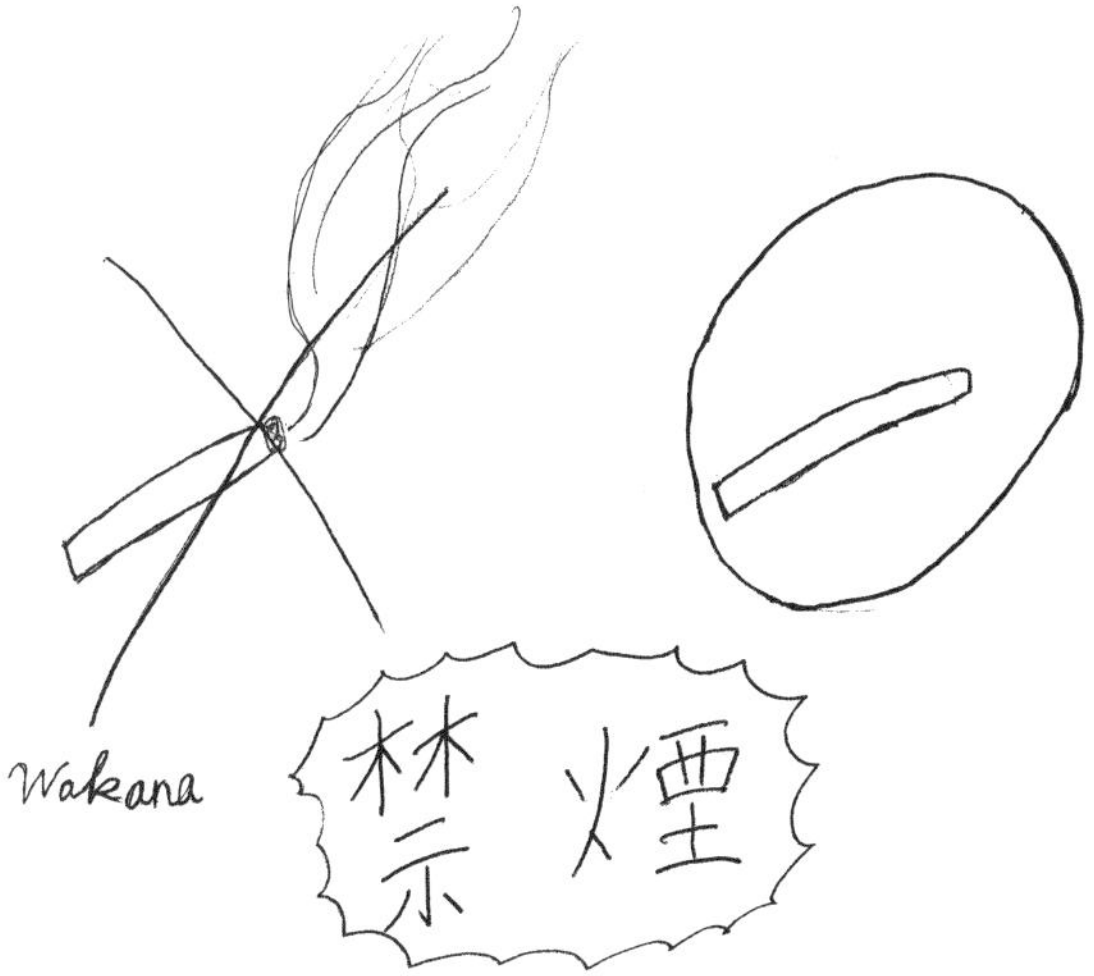

母校の雲南市吉田中学で講演

創立20周年記念講演会に母校の雲南市立吉田中学校に招かれて講演しました。10年前にも冬景色の中を、車で出掛けましたが、今回は勝部由紀夫校長先生に直々に宍道駅で迎えてもらいました。3日前の寒波で、高原の町は雪化粧。演題名は「私が中学生時代に目指した〝坂の上の雲〟」としました。NHKでテレビドラマ化されたので、私の目標とか希望とか夢といったことは、すぐ理解してもらえたようでした。

「私の坂の上の雲」は、医者になること。さらにバスケット大会で県大会に出場を目指したことをまず話しました。新しいスライドをと思い、昭和30（1955）年の小学校入学から、39（64）年の中学校卒業までのアルバムを探して極力スライドに作成しました。当時、吉田村の中学3年の修学旅行が3年生だけで150

人だったのが、今回は1年生から3年生まで全校生徒で30人強と減少していま
す。それでも、50年前のスライド作成は楽しい昂揚感のあるものでした。
昭和30年代は盆や正月になると、村の田んぼのあぜ道に黒塗りの車がずらっと
並んだことを思い出します。それは、昭和34年の田部長右衛門県知事誕生、昭和
33年の竹下登元総理大臣の衆議院初当選と無関係ではありません。当時、私が、
小学生時代から抱いていた最大の疑問は「なぜ、田部家が日本一の山持ちになら
れたのか」でした。当時誰も教えてくれる人はありませんでした。鉄を作るに
は、大量の木材が必要であり、伐採された山の自然修復には30年の年月がかかる
こと。田部家ではお遍路さんに身をやつして、四国の方までリュックサックに現
金を入れて、山を買って帰るうちに、自然に山が増えたと先々代の当主が司馬遼
太郎さんとの対談で述べておられます。
また、松江藩の殿様は、盆と正月に奥出雲の絲原家、桜井家、田部家を訪問さ

れていたとのこと。その目的は高額納税のお礼だったと桜井家の記録に残っているとか。斐伊川の鉄製造は松江藩だけでなく、日本国や出雲大社の大きなバックアップになったことは否めない事実です。私の中学生時代から50年。出雲神話は神話だけの世界でなくなり、現実の国家形成の歴史に変貌を遂げています。そんな地域で育った皆さんは、歴史や文化をよく勉強して、誇りをもって社会貢献してくださいと言って講演を終えました。

（2016年1月26日掲載）

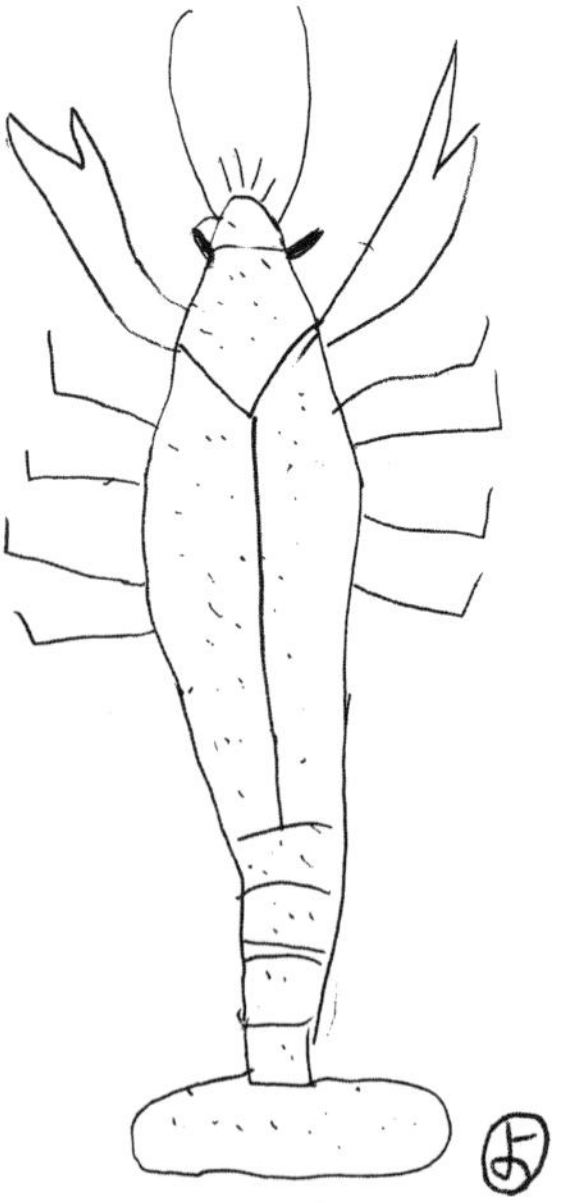

ポルフィリン症専門クリニック経験

昨年春、難病指定された先天性ポルフィリン症の専門外来を、昨年6月に東京都浜松町の東芝ビル芝浦スリーワンクリニックで開始しました。毎月第4金曜日に出掛けて8カ月が過ぎました。朝の米子便か出雲便で東京に着いて、11時くらいから1人1時間かけて、毎回5人前後診察します。診断のついた患者さんばかりでなく、日光過敏症の患者さんと、肝性のポルフィリン症の疑いの患者さんを診察して、ポルフィリン症でないと否定するのも、長年悩んできた患者さんにとっては、朗報です。

しかし、ポルフィリン症は否定できても、日光過敏症の症状はまだ残存するので、その患者さんをどう診断治療するかも大きな問題です。山ほどある日光過敏症の診断を求めて皮膚科を訪ねても、次のステップが決まっているわけではありません。肝性のポルフィリン症の患者さんが博多や名古屋、東京から来られても、その地元で引き受けて診察してもらえる病院は限られており、そこを探してお願いするのも大きな仕事です。

そんな状況で年末年始を過ごしていたところ、日光過敏症の中年男性の患者さんが、専門医に診てほしいといって1週間江津の本院へ入院されました。岡山県からはるばる来院ですが、伯備線経由で電車を乗り継いで7時間かかったとか。灯台下暗しといいますが、外来が主で、入院ではこれまで数人しか診た実績がないことに気付きました。病棟の看護師さんたちと情報共有したことがあまりないのです。日勤の病棟の看護師さんたちを集めて、1時間弱のポルフィリン症のミニ講義をしました。

現場の看護師さんたちの取った行動は迅速でした。4人部屋の普通のカーテンをやめて、黒い天幕を探し出してきて、その夕方のうちに取り付け、完全に暗くしてもらって翌朝を迎えました。入院2日目、これまで食事が1～2割も取れなったのに、奇跡的に吐き気も消失し、何カ月ぶりに食事100％摂取可能となったではありませんか。昼間の紫外線カット対策どころの効果でなく、睡眠も十二分に取れるし、徹底した日光遮断治療は劇的な治療効果を挙げたのです。

日常生活での対策をどうするかが今後の課題ですが、非常に有用な1週間の入院生活で元気に患者さんは退院していかれました。

（2016年2月23日掲載）

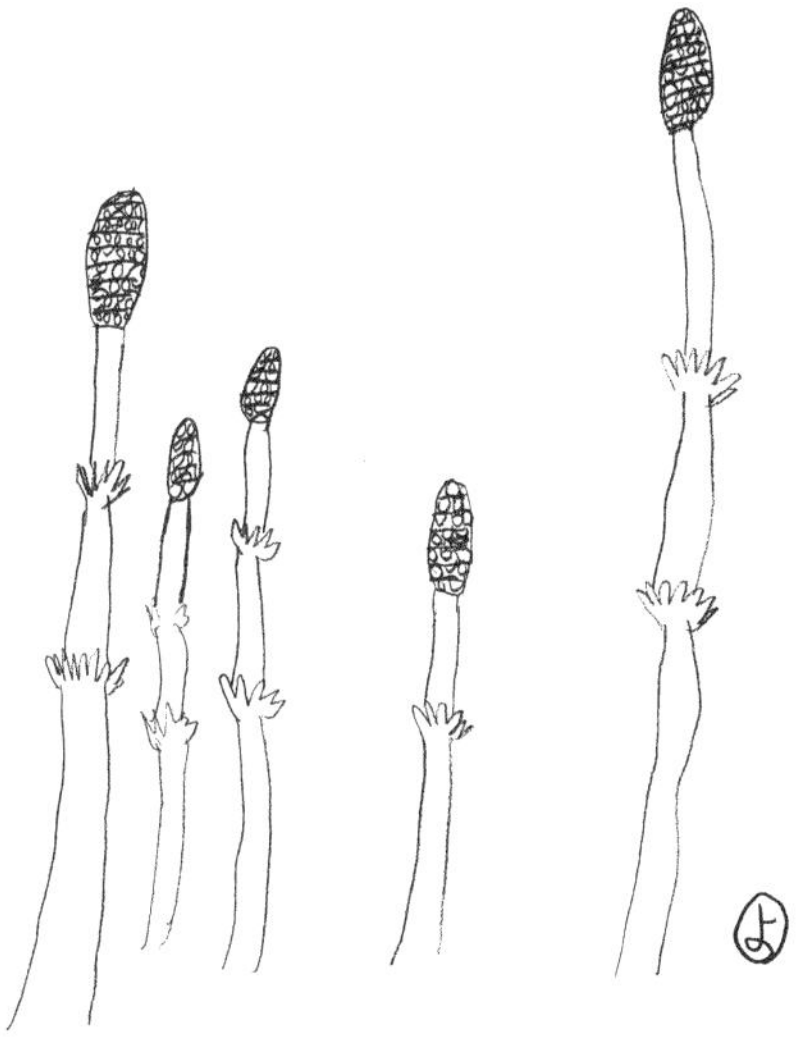

新BS日本のうたを楽しむ

「先生、NHKの新BS日本のうたが大田市に来るそうです。氷川きよしさんが来るそうですよ。行かれませんか」「それは楽しみですね。切符が取れますか」「私が何とか取りますので、ぜひ当日は空けておいてください」「空けておいてと言われても、患者さんの具合を見ながらですね」とNHK大好き、のど自慢などの追っかけ経験豊富な患者さんからの電話がありましたので、そう答えておきました。

半信半疑でしたが、収録の前の日の夕方、「はがきを50枚出して、2枚、4人分当たりました。これから会場に並びます」と電話がかかってきました。それも当日の早朝3時から寒風のなか並ぶのだそうです。受益者は当然、私もですので、気の毒になって深夜2時半に江津から会場の下見も兼ねて、大田市までの40

キロの距離を車を走らせ、アッシーをしました。夜中に起きてまた寝るのは日常茶飯事で、仕事柄お茶の子さいさいです。これが後で役に立ちました。患者さんの調子が悪くて行けなくなったという、ドタキャンの言い訳がしずらくなってきたなと内心思い悩み始めました。

さて、当日が来ました。常のごとく外来をして、たまたま気になっていた患者さんがお亡くなりになって、めったにない病理解剖が午後3時から始まりました。夕刻6時40分が入場締め切りです。遅くとも1時間前の5時40分には江津を出なければ、大田市まで間に合いません。5時を過ぎて、だんだん時間が迫ってきます。それでも解剖も5時半で無事終了。10分で入院患者さんの容体を把握して、「やっぱりやめよう。無理は禁物だ」と、会場前で待つ患者さんに電話したところ、「ダメダメ、絶対間に合いますから。会場前で待ちますので、車を横付けしてください」との返事です。

寒い中を待ってもらった、義理と人情の板挟みです。それほど大げさではありませんが。私はその瞬間から「走れ、メロス」の気分に切り替えました。中学時代に習った太宰治の小説もこんなだったなーと思い出しながらの50分の運転でした。高速を走って、国道9号から会場に間に合って到着したのが入場締め切り5分前です。竹腰創一大田市長さんと国友充範NHK松江放送局長さんの挨拶で開演。熱気あふれる、2時間弱の春の夜なべの別世界の様子は、来る27日の午後7時半からの放送まで、おあずけです。

（2016年3月22日掲載）

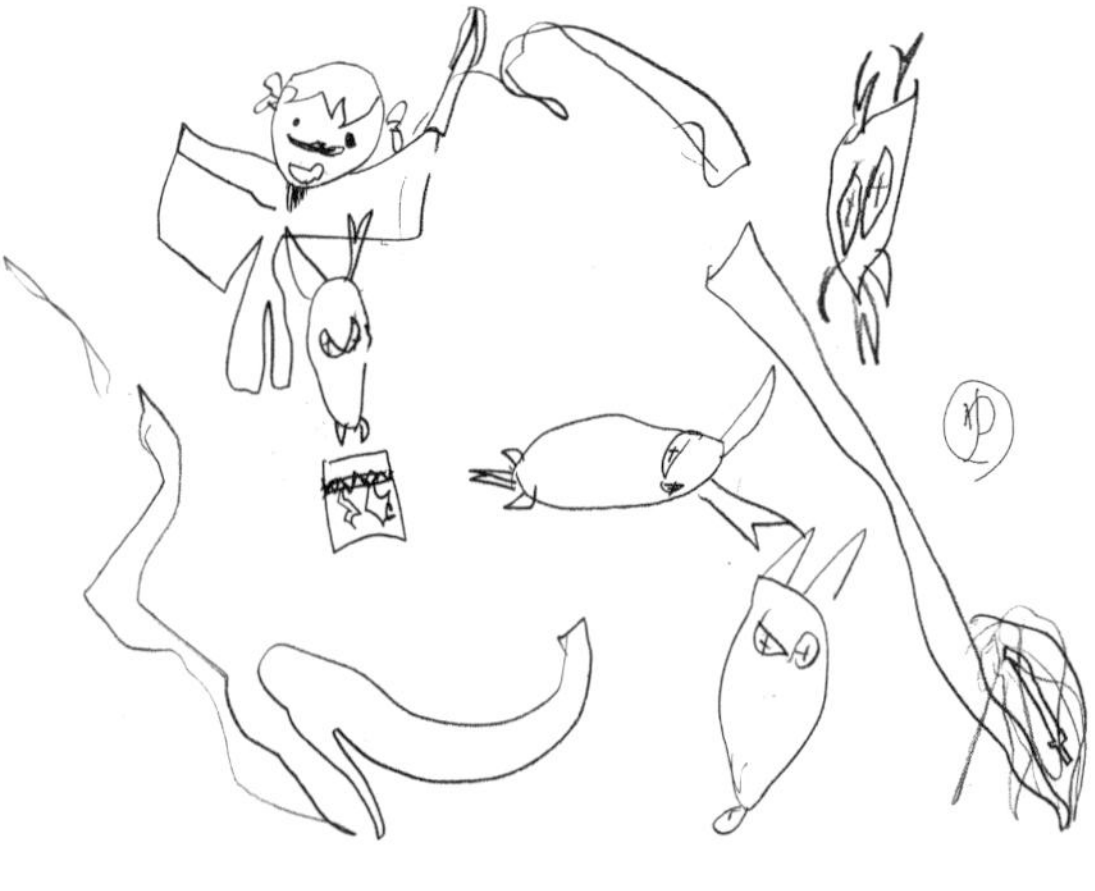

人間ドック外来で学ぶ診察法

4月から新たに人間ドック診察が担当になりました。感ずることは、一般外来の患者さんを診ていると、検査や器械の進歩とともに、失うものもあるということです。内科診断学では、まず患者さんの顔をみて、両手首の脈を触ることから出発します。突然心臓を聴診などしたりしてはいけないと教科書に書いてありま す。脈をとると、高血圧、不整脈、脈なし病などが咄嗟《とっさ》に分かります。脈なし病とは左右の脈が異なっており、大動脈炎症候群とか高安動脈炎とか言われている稀な病気です。次に目を見て黄疸や貧血、心臓や肺の音を聴診して、横になってもらって腹部の肝臓や脾臓や腎臓の大きさを触ってみて肝硬変や腎臓腫瘍など診断します。膝をたたいて神経学的な診察も行います。

人間ドック受診者は若年の40歳代、50歳代の方が多いので、上半身裸になってもらったりも容易ですが、ご高齢の患者さんでは厚着なので、着物を脱いだり着たりも時間がかかり、どうしても診察がおざなりになってしまいます。先週も80歳代の患者さんで、腹部が張った感じがするので施設に来て診てほしいと、診察を依頼されました。腹部を触ってみると、膨満しています。手指を使っておなかをたたいて打診してみると、普通なら太鼓をたたいたようなガスの音（鼓音）がするのに、おなかに物がある音（濁音）がするので、今度は座ってもらって後ろに手をついた格好で叩いて診察しました。臍《へそ》の線まで濁音なので、腹水があると判断して腹部のCT検査を行いました。案の定、腹水のある肝硬変症と診断しました。忘れていたスキルを、思い出した感じがしたものです。この患者さんは1年前にも私が診察していましたが、肝機能検査の異常だけで今回初めて肝硬変の診断にたどり着いたのです。

そんな体験から一般外来診察でも多少時間がかかっても、横になってもらって腹部の診察を取り入れようと思って現在に至っています。肝臓や脾臓を触診したりすると、患者さんから不思議な顔をされます。ついでに、先輩から教えてもらった励ましの言葉も忘れず持ち帰ってもらおうと思っています。検査値が良くなったり、肺炎が消失したりする説明は、病気で落ち込んだ患者さんを坂道から押して上げる土産みたいなものかもしれません。

（２０１６年４月26日掲載）

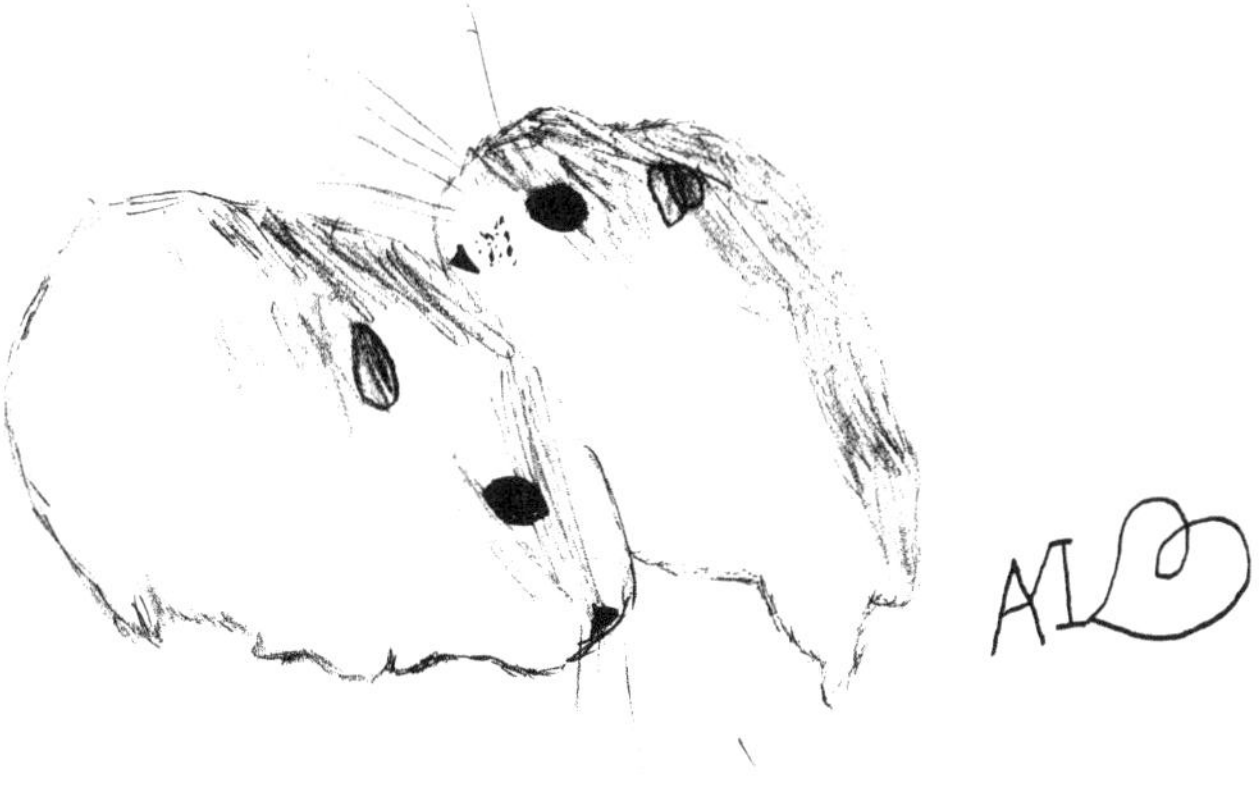

C型肝炎治療の目覚ましい進歩

肝炎の診断と治療は、戦後日本の復興期の中で、結核と並んで大きな社会問題になってきました。結核の診断と治療は昭和でめどがつきましたが、肝炎の診断と治療法の確立には平成の時代まで待たなければなりませんでした。季節の変わり目などに学校や施設などで流行するのはA型肝炎、母子感染するのはB型肝炎と呼ばれて、昭和の40年代から50年代に血液で診断ができていました。

平成元（1989）年にC型肝炎の診断が可能になり、治療も進歩し、インターフェロンという注射薬が発売されました。ただ、6カ月の間、発熱や風邪症状、うつ気分などの副作用を乗り越えて行わねばならず、約15年間にわたり肝炎の治療が行われてきました。副作用の対応として、貧血には輸血をしたり、精神科医に紹介したりして治療した経験もあります。白血球や血小板の減少で途中で注射を休んだりしての悪戦苦闘の6カ月で、効果がないと2回目や3回目の治療する患者さんもまれではありませんでした。

昭和50年ごろから40年以上にわたり、消化器肝臓学会員として肝炎の治療の変遷を見てきた私は、この専門分野の世界で「肝炎が完治する」という目覚ましい発展進歩を遂げた分野を他には知りません。

C型肝炎の治療は平成15年頃まではインターフェロンの皮下注射が主な治療方法でしたが、高齢になると副作用を考慮して、70歳以上の方には使わない方針の医師が多かったものです。それが内服薬が可能になり、しかも3カ月という短期間で終了するので、あっという間に治療が終わってしまい、完治率も90％を超えるほどになったのです。私もご高齢の方でも治療に耐えられそうな元気な患者さんには、できるだけ治療の年齢幅を広げるのをモットーとして治療してきました。今も80歳前後でも加療しています。

治療が奏功すると、だるさが消失し、食欲不振やうつ気分も消えるようで、肝硬変の患者さんでも、血液のアンモニアという有害物資が減少して、治療後、患者さんが「頭が、ボーッとしていたのがすっきりした」と言われると無上の喜びを感じます。肝炎の数値が低いので、治療も気が進まないという患者さんにもぜひとも内服治療で、肝硬変や肝がんに進まないうちに専門医を受診されることお勧めしたいと思います。

（2016年5月31日掲載）

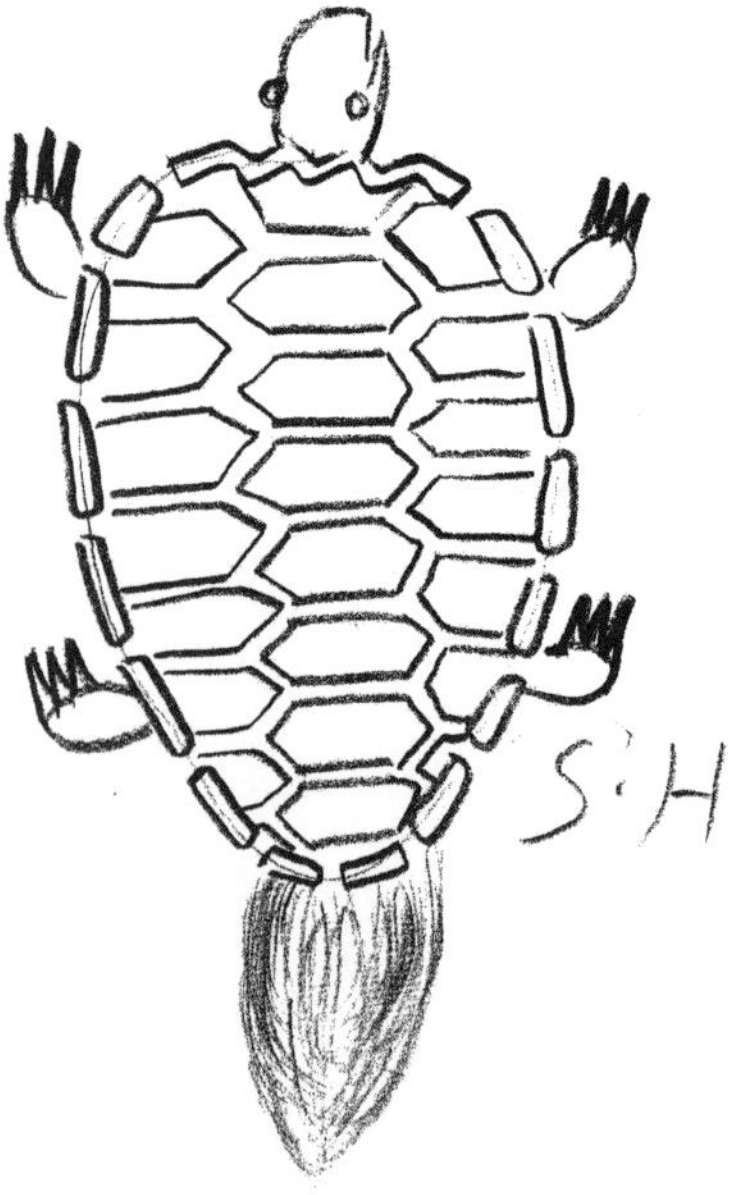

週刊誌大好き人間

最近、週刊誌の記事が全国的に新聞やテレビの話題に取り上げられることが多くなりました。

私は週刊誌大好き人間で、食事のように何冊も買って読むのを習慣にしています。週刊誌は新聞に掲載しきれない、余剰な記事をまとめて1951（昭和26）年ごろから新聞社から発行されたのが最初だといわれています。私は週刊誌の見出しが面白くて、今でも発売日の新聞広告を見ることを楽しみにしています。当然、見出しにインパクトがあると、発行部数にすぐ反映するでしょうから、あだやおろそかにはできません。

週刊誌の売れ筋ランキングが発表されていて、2015年度下半期の部数公査機構の調査では、1位週刊文春（38万部）2位週刊現代（32万部）3位週刊新潮

（28万部）4位週刊ポスト（26万部）5位週刊大衆（11万部）と発表されています。毎週、数冊買うので、家人からはいつもごみ出しも大変だし、無駄遣いすると叱られていましたので、昨年から対策を講じました。それは、講演の参考資料のためという理由で、必ず領収書をもらうことにしたのです。

実際、週刊誌の医療や福祉関係の記事は分かりやすく簡潔に書かれていて、講演などに切り抜きして使えるものがたくさんあるのです。例えば、慶応大学病院の内科の先生が行った100歳以上650人の患者さんのアンケート結果が出ていました。「動脈硬化が少なく、規則正しい生活、牛乳が好き、喫煙なし、アルコール1日1合以下、風邪をひかない」などを引用して講演に使わせてもらったりしています。もっとも、講演料より必要経費が高くなってしまいましたが。

私は団塊の世代の1948（昭和23）年生まれです。国際政治学者としてメディアに出て、政治の世界に進出された舛添要一さんは、同じ年生まれの騎手として、大変期待や共感もしていました。高校時代に、広告紙の裏に書いて書いて書きまくって英語の単語を暗記していたなどという話は、そうしたハングリーな勉強方法をする友達もいて、自分も倣ってしていたなと懐かしく思い出したものです。「団塊の世代は群れをなさない人が多いから、会議や派閥づくりも苦手だったのかな」などとかばってもみたくなりますが、今回の退場劇は、団塊の世代には、いろいろ自分自身を振り返って考えてみる話題ではありました。

（2016年6月28日掲載）

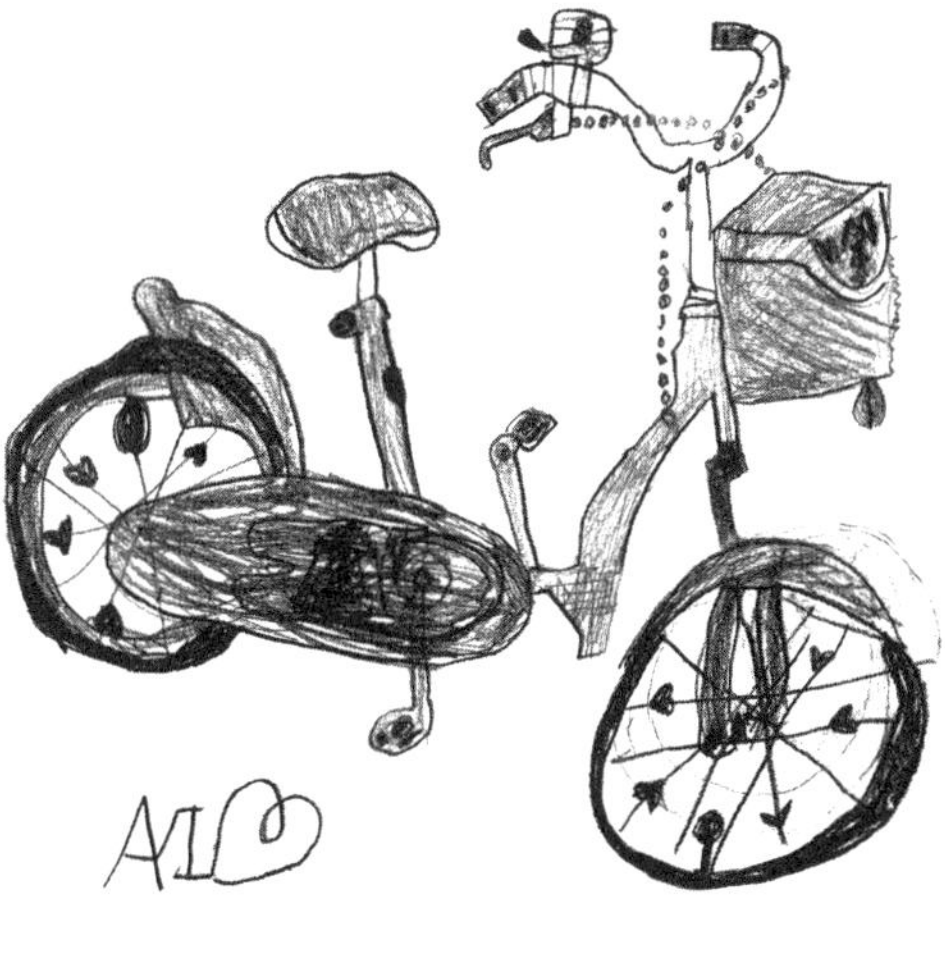

永六輔さんから学んだ人生訓

「雅兄」という言葉があります。尊敬するお兄さんといった意味ですが、永六輔さんは1933（昭和8）年生まれで私とはひと回り以上、年上の尊敬するお兄さんといった年配の方です。毎月理髪店で「永六輔さんのような髪形にお願いします」というとすぐ分かってもらえるので、よく名前を使わせてもらってきました。今回の訃報に接して、たくさんの貴重な人生訓を教えてもらったという感謝の気持ちでいっぱいです。

永さんの著書で「難しいことを易しく、易しいことを深く、深いことを面白く」という本があり、その言葉が、私はすっかり気に入ってしまいました。この言葉の出典は正確には井上ひさしさんの文章の一部だと後で知りましたが、「医療言葉は難しいので、易しく、深く、面白く」と私はその言葉に魅せられて今でも座右の銘のごとく、いつも頭の隅において使わせてもらっています。

15年前に私が鳥取県の日野病院に勤務していたころ、町主催の講演会があり、病院から永さんの講演を聴きに行ったことがあります。かねて永さんのファンでしたので、講演会の1週間前に「おしどりの町、日野町に来られることをお持ちしております」というファンレターを出したところ、永さんから、クイック・レスポンスで、講演の前日に大きな字で「では日野町でお会いしましょう」というはがきが届いてうれしい思いをしたことを覚えています。調べてみると、永さんは1月に200枚のはがきを書くのが、自分のモットーであるということを言っておられ、手紙やはがきにも賞味期限があることを学ばせてもらいました。私も負けじとはがきをそばに置いて朝のうちに書き、書き損じを郵便局で5円出せば新しいものに取り替えてもらえるという楽しみを覚えました。

講演の当日が来ました。講演会がまた尋常な講演会ではありませんでした。6

時開演でしたが。５時すぎから聴衆が三々五々集まりますが、その人たちと世間話をしながら、準備運動のような講演会が40分くらい前から始まるのです。寄席で落語を聞いている気分になってきて、講演会はかくあるべしといった先入観はすっかり忘れて裃《かみしも》を脱いだ、銭湯に入って寛《くつろ》ぐような永さんの楽しい講演会に満足して帰途に就いたものでした。

（２０１６年７月26日掲載）

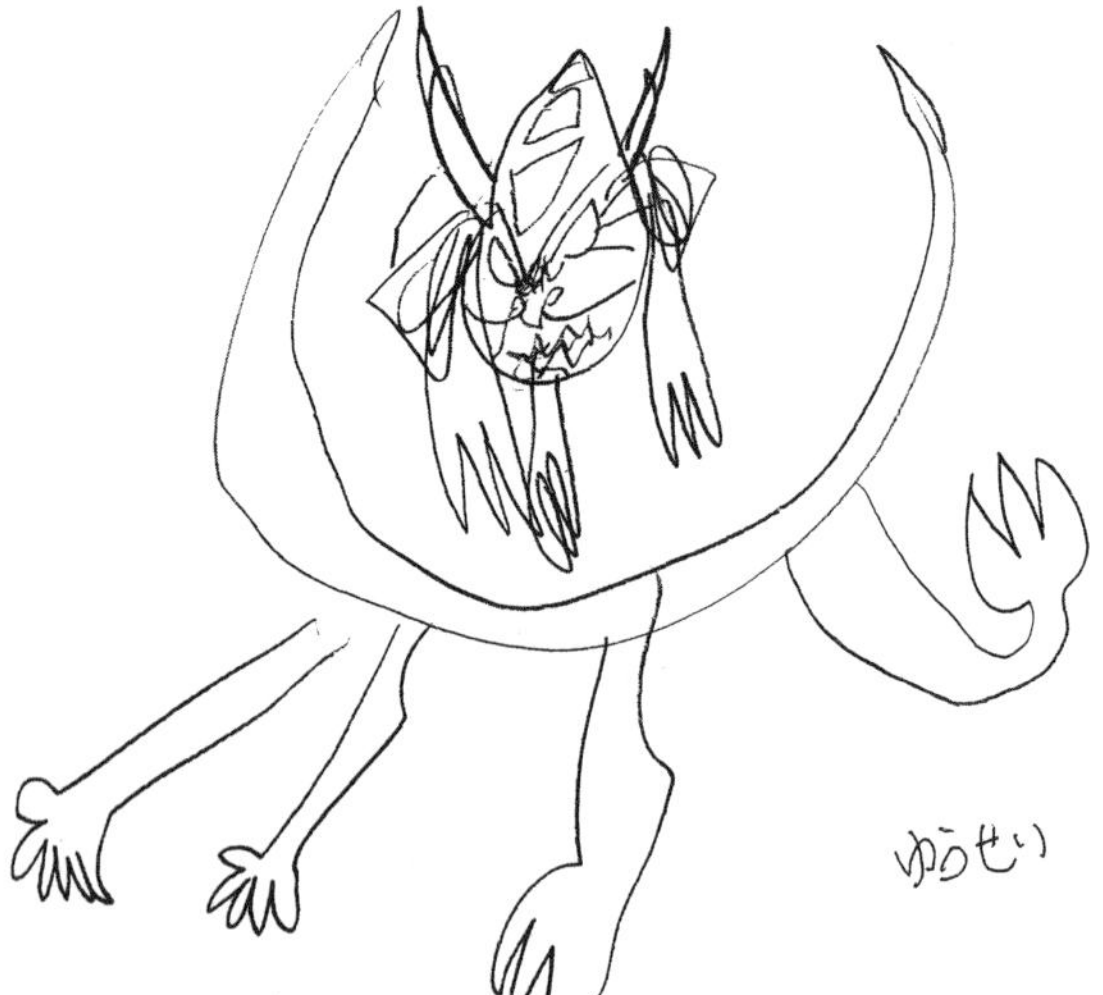

仰げば尊し我が師の恩

「先生、五輪をテレビで夜中にみて、毎日寝不足で疲れました」と20歳代の製薬会社のＭＲ（医薬情報担当者）さんが面会にやって来ました。「どうしたんですか」「私は広島県生まれです。スイミングスクールの4年先輩の金藤理絵さんや大学の同窓のケンブリッジ飛鳥選手が出場したので、面白くて、ついついはまって興奮して応援しました」「二人は当時どんな様子でしたか」「金藤先輩は体格もよくて小学生時代から注目されていました。ケンブリッジ飛鳥選手は日本大学で同級生でしたが、在学当時はあまり知りませんでした」「どうして注目されるようになったんですかね」「二人とも外国へいって一層強くなられたようですよ」「何か二人に感想と思いがありますか」「身近な存在だと応援に力が入ります。うらやましいのは信じてついていける師匠とかコーチの存在です。私が小学2年生の時、ゆとり教育が始まり、土曜日に朝から水泳に行きました。坂道を押してくれる、師匠と呼べる存在はありません」と話は尽きません。「ところで、先生は師匠と呼べる存在はありますか」と聞き返されました。「そう言われてみれば、書道や浪花節も我流で師匠はありませんねー。大学の医局は第2内科という消化器肝臓内科に入って、平山千里先生という1924（大正13）年生まれの先生に指導を受けました」「どんな師匠さんだったんですか」「医学論文の書き方を10年間鍛えられました。論文は緒言の部分が一番大事で、その中にすべてが入っているように書かなければいけない。また、学会発表だけで終わらず、論文にすることが大事。論文は英語で書かなければ評価されない」と耳にタコができるほど言われました。おかげで日本語の書き方も同じであることが後になって分かりました。

興味深い話があります。平山先生が病院長時代に、同年生まれの竹下登総理を表敬訪問された時のことです。先生は竹下総理からいわれた言葉が終生忘れられないと語っておられました。その言葉は「先生のような秀才は病院長。私のような鈍才が総理大臣」と言われたようで、竹下総理は平山先生の心をわし掴《づか》みにされたようでした。

（2016年8月30日掲載）

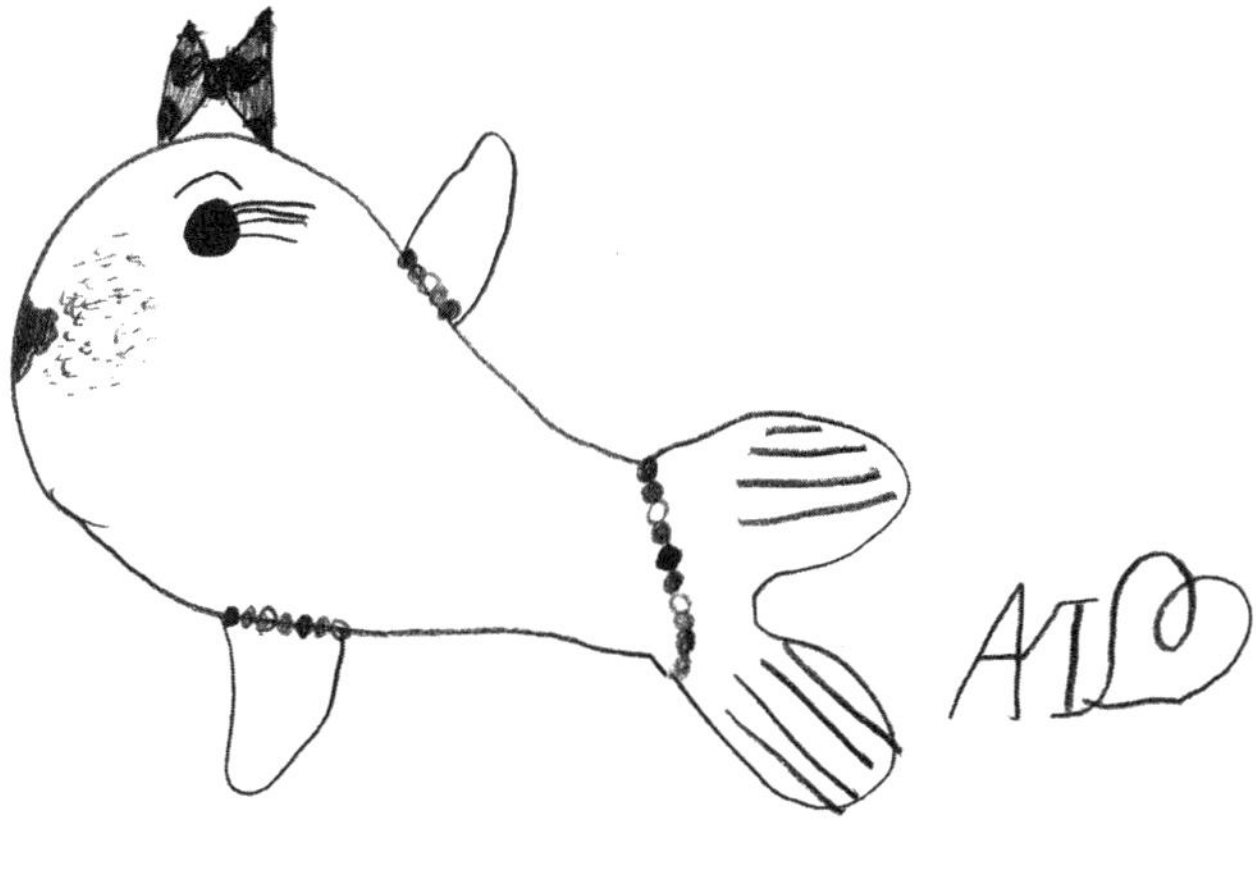

あこがれの錦織圭選手

山陰の短い夏も台風の到来とともに終わりを告げ、天高く馬肥ゆる秋がやってきました。

年を重ねるにつれ、夜寝るのがだんだん早くなり、早朝から目が覚める年代になった気のする私です。今回のリオオリンピックの寝不足から解放される間もなく、テニスのＵＳ（全米）オープンの錦織圭選手の活躍にくぎ付けになりました。私はテニスのラケットを握ってプレーしたことが一度もなく、ルールもまったく知りませんでした。3時間近くトイレに行く時間も惜しんで集中して見ていると、次第にルールも理解できてきました。どこが試合の分岐点かどうか、何となく分かってきます。

感動したのは、試合はもちろんですが、テニスの文化に溶け込んで躍動する錦織選手です。特に感銘を受けたのは、インタビューを試合前後に選手が受けるシーンです。アナウンサーのジョークを交えた質問にすらすら答える錦織選手の、若い時から渡米して英語が身についたスピーチ姿に誇らしさを感じました。あの格好いい姿にあこがれて英語を勉強しようと思う人が増えるのではないでしょうか。「あこがれのハワイ航路」ならぬ、「あこがれの錦織圭選手」です。ユーモアと、ウイットに富んだ受け答えをしているのを見て、外国で活躍するプロ野球やゴルフ、サッカーの選手は、通訳をつけないで話せるようにと思った選手も多いのではないかと想像が膨らんできます。

私が特に英語に対する思いを募らせたのは、何十年ぶりに外国人と対応しなければならない状況を最近、経験したからです。外国の研究者から、1時間ほど英語で日本のポルフィリン症について電話でインタビューしたいと要請を受けたのです。耳も遠くなっているし、いくら専門分野でも語彙《ごい》が不足しているので、とてもできないと逃げ回ったのですが、通訳を付けるからと言われたので、恐る恐る引き受けてしまいました。案の上、立ち往生することしきりで予定時間も30分延びて1時間半に及んでしまい、冷や汗たらたらの結果になった次第です。

うれしい錦織選手の活躍はそれだけではありません。新聞紙面も大きな扱いで、地元山陰中央新報の紙面がスポーツ紙に変わったのではないかと思うほどです。「横綱を撃破した隠岐の海関の活躍も錦織効果の一つです」と、外来で患者さんに話したら大笑いされてしまいました。

（2016年9月27日掲載）

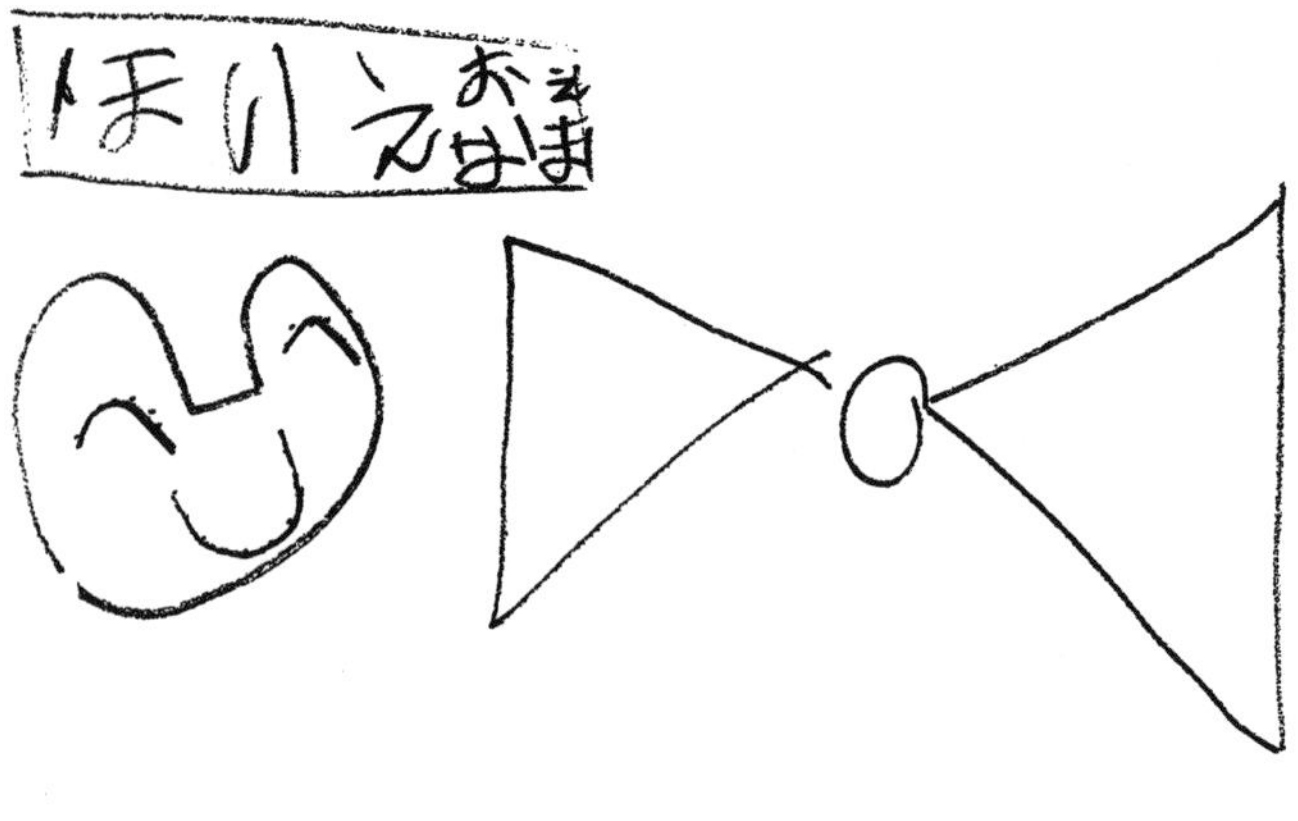

山陰の秋の味覚を味わう

毎日電車で通勤していたころ、よく駅で本を買って帰ることがありました。本の題名だけ見て衝動的に買って作者は調べませんでしたが、あるとき同じ作者の本ばかり買っていることに気がつきました。作者の名前は中谷彰宏さん。毎年何十冊もの新刊を書いている有名な作家さんだと知りました。拙著を発刊すると送ってみてもらっていますが、「診察室へお入り下さい—人生最高の楽しみとは」を送ったところ、「楽しい人生より、人生の楽しみ方をみつけよう」（2010年3月発行）という本を送ってもらいました。「楽しい人生があるのではなく、人生の楽しみ方があるのである」との中谷さんの本を読んでなるほどと感心したことをよく覚えています。

血の騒ぐ山陰の秋がやって来ました。私の楽しみは毎年県境を越えて、深山幽谷、中国山地の臥龍山という山の頂きから湧き出る水を汲みに行くことです。今回はその山のふもとの高原に別荘を持つ先輩の先生と連れだって、10月初めの日曜日に出かけました。先輩の先生にガイドをしてもらいつつ、1時間弱であっという間に目的地に到着。私の秘めたるもう一つの目的は美味しい水だけでなく、道沿いに落ちている芝栗を拾うこと。栗の実が熟して落ちていそうな場所にしばらく停車して、イガ栗をコンクリートや硬い土の上において、足でキュッキュッと踏みつけると中から栗の実が出てくるのが栗拾いの最高の醍醐味です。ポケットに栗を入れていくとあっという間にポケットがいっぱいになります。我を忘れる、時間を忘れる瞬間です。栗の実が熟すことを、子供のころに奥出雲の出雲弁では「エビる」という言葉を使っていたのですが誰に聞いても知る人は少なく、漢字も分かりません。

2升くらいの栗の実を持ち帰って、栗ごはんを作ることにしました。知人から酒と少量の塩を入れて炊くようにと教えてもらったのですが、栗の皮をはぐのがなかなか面倒な仕事です。数年前、栗の皮むきで前歯が折れて治療する羽目に陥ったことはさておいて、親からもらった丈夫な歯で、童心に帰って皮を口ですべて処理することにしました。家人からは野蛮だといつもひんしゅくものですが、昔とった杵づかです。

栗とりにいった当日、私が勤務している病院の禁煙外来のニュースがマスコミに出ました、「論語読みの論語知らず」で、分かっちゃいるけどやめられない禁煙問題で世間をお騒がせしてしまいました。これを契機に職員残らず、禁煙実行しなければと深く反省した次第です。

（2016年10月25日掲載）

忘年会シーズンに思うこと

今年も早師走。忘年会シーズンがやってくると、アルコールとどう付き合うか思い悩む方も多いと思います。最近はアルコールをとことん飲んで楽しむという人が少なくなりました。しかし私など、根が宴会好きな者にとってはつい嬉しくなってはしゃいでしまい、翌日、頭痛や下痢などで、飲み過ぎたと反省することしきりで困ったものです。

11月初め神戸市で日本肝臓学会総会があり出かけてきました。その感想を述べてみたいと思います。平成元（１９８９）年は肝臓学会では記念すべき年だといわれています。それはA型肝炎、Ｂ型肝炎に引き続いてC型肝炎の診断が血液でできるようになった年として語り継がれています。

これまでアルコール性肝炎だとばかり思っていた患者さんが、実はC型肝炎であったことが判明したので、アルコールの研究者がショックで寝込んだといわれています。アルコール性肝臓病の患者さんが実はウイルス性肝臓病であったからです。研究者のなかにはアルコール研究をやめてC型肝炎研究にテーマをくら替えした人もいるくらいです。

それから28年たって、今年の肝臓学会は「なんとなく学会にえも言われぬ安堵感と達成感が漂っている」という感想を持ちました。その理由は、C型肝炎の患者さんがインターフェロンという注射を6カ月の間投与して、副作用もつらく、肝炎が消えず再発したりすることがあったのに、数年前から内服剤でほとんど副作用もなく3カ月で100%近くの患者さんが完治するようになったことにあります。「70歳を超えるとインターフェロンは無理です」と患者さんにお伝えしていたのに、元気な方は80歳でも薬を所望される方もあり、「これですっきりして新しい年を迎えられます」と喜んで帰宅された方も経験することしきりです。

学会の感想の二つ目、私の興味は肝炎を克服して高揚感のある肝臓研究者の研究対象はどこへ向かいつつあるかということでした。アルコール依存症やアルコール性肝炎の研究へ向かうかと思いきや、大方の研究のベクトルは酒を飲まなくても脂肪が肝臓にたまって進行していく病気（非アルコール性脂肪性肝炎、ナッシュ）だったのです。飽食の時代、メタボ症候群といわれて高血圧、脂質異常症、糖尿病に並んで脂肪性肝炎が挙げられています。この病気に目を向ける肝臓研究者が増えてきたことに注目したいと思います。

上手にアルコールと付き合いましょうという話のための紙面が尽きてしまいました。いい年末をお過ごしください。

（2016年11月29日掲載）

いつまでも「迷える子羊」

今年は夏目漱石没後100年だそうで、年末にはNHKテレビで、漱石の関連番組が多方面から取り上げられていました。私は漱石の作品を初めから終わりまで、しっかり読んだのは「三四郎」だけなので、三四郎をテーマに論じた1時間の討論番組に見入ってしまいました。

思い出すのは、三四郎が熊本から東京に向かうために乗り込んだ夜行列車での出来事です。当時は「黄害《こうがい》」といって、明治、大正、昭和の時代はトイレの収納場所がない列車なので、便をまき散らして走る様子が当然のごとく描かれていま す。東京へ行って学問すれば、何か素晴らしい世界が広がるだろうが、一方不安な気持ちもあり、そのあたりの漠然とした雰囲気がとてもよく出ていて、いつでも18歳の少年少女に戻ってしまいます。甲子園球場や秩父宮ラグビー場に向かう高校生も同じ気分があるのではと想像します。

三四郎も恋愛をして、年上の美禰子さんに好意を持ちますが、見事に振られてしまいます。物語の結末に、三四郎が「迷える子羊（ストレイシープ）と言って終わりますが、その意味がさまざまに番組では論じられていました。

そうした中、山陰中央新報（12月9日付）に県民100人が選んだ漢字が発表されました。最多は「震」で11人、「変」が9人と上位にランクされていました。清水寺で披露された全国1位は「金」でした。

「人の選んだ漢字はどうでもいいから、自分が選んだ漢字を表したら」と家族からプッシュされて、私は三四郎から影響を受けたわけではないのですが、今年は迷わず「迷」という漢字を選びました。昨年は念願だったポルフィリン症の浜松町のクリニックの開設や難病指定などのため、満願成就の一年だったので「満」としましたが、今年は文句なく「迷」にした理由は、医療では現役に復帰させてもらって毎日が新鮮で決断が必要で迷うことばかりだったからです。また検査入院するかどうかに迷ったり、学会発表の共同研究者の名前をどこまで付けるかで迷いました。まだありました。この欄のテーマを何にするかも毎回迷っています。

老化現象で、だんだん決められないことが多くなってくるかと思って友人の精神科の先生に質問したところ、「嫌われる勇気を持たないといけません」とぴしゃりと言われてしまいました。来年は迷いから少しでも抜け出せますように祈って、皆さまよいお年を。

（2016年12月27日掲載）

年の始めの例とて

今年も早1月下旬、人の心も冬めいて何となく気の引きしまる毎日です。新年になると決まって今年の抱負を思いつきます。「年の始めの例とて　終なき世のめでたさを松竹たてて門ごとに祝う今日こそ　楽しけれ」という小学生の文部省唱歌（明治26年）があります。私が小学生であった昭和30年代は学校でも歌った記憶があります。作詞は何と山陰ご当地出雲大社の先々代宮司・千家尊福さんだそうで、学校でもあまり歌われなくなったのはいつの頃か知りたくなります。「年の始めの例」とは、これもだんだん使われなくなった言葉ですが、年の始めの習わしとでも訳せばいいのでしょうか。それよりも「終なき世のめでたさ」という言葉が凄いと改めて感心します。出雲大社を守り続ける立場の人からしか出てこない言葉かもしれません。この人の世の中が、過去も現在も未来も永劫に存在し続けるという絶対的な信念や肯定感が伝わってきます。こんな歌はいつまでも残して歌い続けることが大事だと思います。

さて、私も毎年年末にできなかったこと、これから一年目標にすることを、大きな紙にマジックや墨で書き出すことにしていますが、毎日継続することはあまり書かないようにしています。ほとんど三日坊主で終わるからです。体重を10キロ減らすとか、食事制限するとかは夢のまた夢です。それよりも、したい行事を勇んで書きます。家族で一度は集合することや、旅行に行くこと、パスポートを使用する機会をつくるとかは一発勝負なので、毎年列挙しています。

それでも今年は足腰が弱くなるし、朝晩運動する時間もわざわざ設定するのが億劫《おっくう》になってきました。そこで、直線にして700メートル、歩いて約1キロの家から病院までの坂道通勤に車を使用せず歩くことにして、雨が降っても風が強くても新年になって毎日続けています。ついでに、車のスノータイヤも替えないで、遠距離は運転しない、冬場はタクシーを使うことで、いや応なく歩かざるを得ない状況に追い込んでやっています。1週間目にすこし痛風の痛みが出ましたが、3週間で体重も3キロ減ってきて、腰痛が緩和されて効果が出始めています。脳外科、腎内科の先生から、水分をしっかり摂取する日常生活の注意を患者さんが受けているのを思い出して、錦織圭選手のようにペットボトルは必ず携行して、飲むことを忘れないようにしています。

（2017年1月31日掲載）

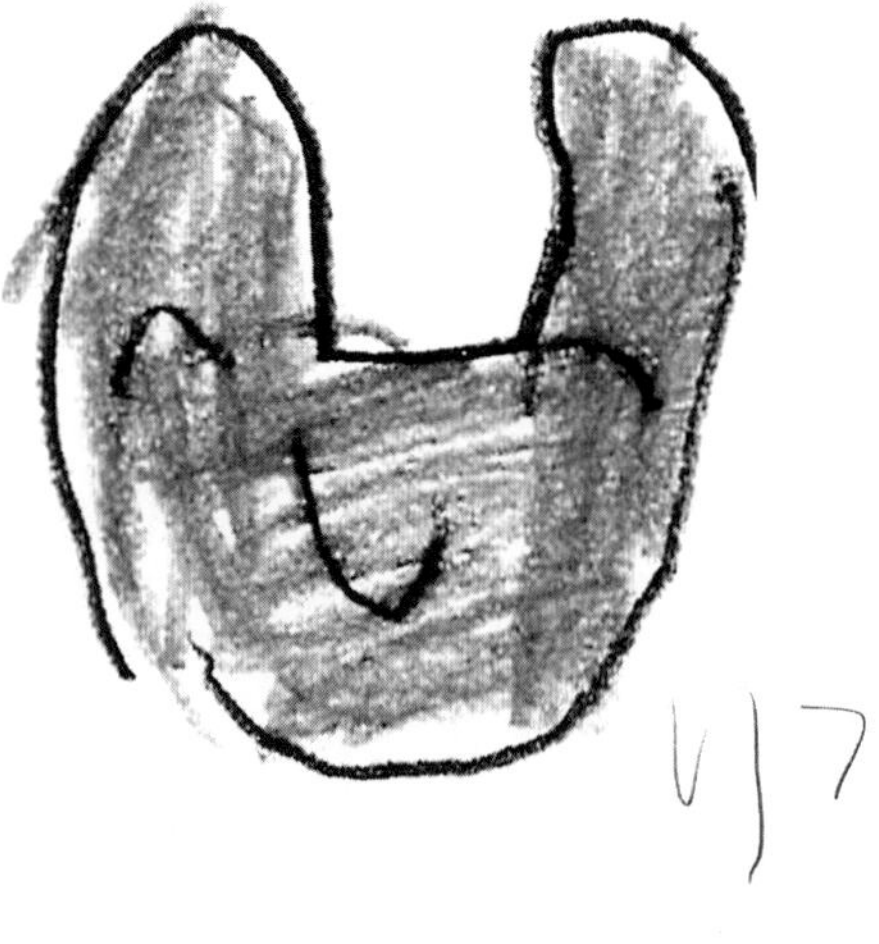

風流韻事を友とする

俳句や短歌を心の友にしている患者さんがあります。2月初めに、島根県川本町から通院している患者さんの弾んだ声が外来に響きました。「先生、今朝の新聞（山陰中央新報2月7日付）見られましたか。近所の奥さんの佐々木ミチ子さんの句がＮＨＫの２０１６年度全国俳句大賞の5句に選ばれたそうですよ」。

「そうですか。それは春から縁起のいい話ですねー。どんな句ですか」

「『炎帝に吠えて打席の砂を蹴る』というお孫さんの野球応援を詠んだ句だそうですよ」「えんていですか？　えんてんではないですか」「えんていのようですよ」などと外来で俳句談義で大いに盛り上がりました。「2月11日にＥテレで全国放送するそうですよ。楽しみに見ましょう」という話でその日はお開きになりました。

耳から聞いた「えんてい」の意味が分からなかったので、白川静字書で調べても、炎帝が出ていませんでした。俳句をする友人に電話してみると、すぐ、いま流行りのスマホで調べてくれました。「炎帝とは中国の神話時代の神様の名前で、転じて太陽の意味で夏を意味する言葉である」と知りました。漫画にも取り上げられているようです。「太陽に吠《ほ》える」の古代版で夏の季語のようで、俳句をする人はよく聞く言葉のようです。

私が炎帝にこだわったのは理由があって、「炎天」という言葉を浪花節から覚えたからです。浪花節名人で2代目広澤虎造が「炎天燃える」という表現が大好きだったようです。真夏の昼間によくこの言葉を使っていると聞いたことがありますので、早速虎造全集16巻を調べてみると出てきました。「森の石松が都鳥一家にだまし討ちにあって、文久2年6月17日に哀れな最後を遂げます。それから18、19日と2日おいて20日の昼ごろ、炎天燃える様な暑さに本座村為五郎が縁側で胡坐《あぐら》をかいていました」と出てきます。
2月11日、NHK俳句大賞の放送日がきました。日直だったので、午後2時から目を離さないで見ていると、44点の特選発表。川本中学の左腕のエースで3番のお孫さんが紹介されました。番組の最後に、全国4万点の中から5句の大賞が発表されました。その一つに、広島県の青山悦子さんの「炎帝の降りてきてゐる爆心地」の俳句の中に炎帝が入っているではありませんか。中国地方から2句も選ばれた大賞がともに「炎帝」に関した句であった、この偶然さにびっくりして私の中の炎帝騒ぎの幕が下りました。

（2017年2月28日掲載）

高齢化時代の医療の進歩

「百歳もゴールではないマスターズ」という川柳を5年以上前に自分で作ったことがあります。１００歳以上の人口は年々増え続けていますので、この句も古くなりました。

医療の世界でも、年齢に対する常識が変わりつつあります。例えば、C型肝炎の治療も、インターフェロンという注射で6カ月間要した時代には、発熱や食欲不振がほとんど全例の患者さんに発生しました。患者さんと一緒に副作用と闘った時代は年齢も70歳以上は適応外が常識でした。しかし、「１００歳までまだ30年残す人生なので、ぜひ治療を」と望まれる方が多くて、70歳を超える患者さんにも注意しながら使っていたものです。

内服薬で3カ月間治療になって、副作用もほとんどなくて肝臓からウイルスが消失する時代となり、80歳代の患者さんでも年齢制限なく、合併症など問題なければ保険適応内で使えて現在に至っています。さらに、特筆すべきは人工透析の患者さんにも内服治療できることになったことです。将来肝がんの予防に役立つと思われます。

そんなわけで、私は専門外の講演会にもできるだけ時間を見つけて参加するようにしています。その理由は日進月歩の時代で、昨日までは正しかったことが今日からは正しくなくなったりするのが日常茶飯事だからです。

春まだ浅い、3月初めに愛知県の豊橋市から来られた循環器内科の先生の講演会に浜田市まで出掛けました。演題は「SHD（構造的な心疾患）の最近の話題」というものです。心臓の病気は不整脈といって、心臓の内部から伝導障害が起こって心房細動から脳梗塞や心筋梗塞、心不全になるタイプと、心臓の四つの部屋をつなぐ弁膜が狭くなったり硬くなって心不全になるタイプとに大別されます。

SHDとは後者の病気で、難しい名前ですが、要は心房や心室を交通する心臓弁の異常に対する治療方針が最近変わってきたという話でした。左室から出る大動脈弁が狭くなるのを大動脈弁狭窄《きょうさく》症といいます。これまでは外科手術が第一選択でしたが、現在は手術せずにカテーテル（心臓管）を鼠蹊《そけい》部から挿入して弁を拡大することで、心不全を改善する方法も開発されて、90歳代でも行われるようになったという驚くべき話でした。この講演の翌週、文字通り92歳の患者さんが大動脈弁狭窄症と診断され、出雲空港経由で名古屋の心臓専門病院へドクターヘリで搬送されて、一命を取り留めたという話題で院内は持ちきりになったものでした。

（2017年3月28日掲載）

スポーツ観戦はビタミンやホルモン剤

桜の花も満開で、人の心も春めいて何となくいい気持ちの今日このごろです。荒れる春場所といわれる大相撲の大阪場所も新横綱、稀勢の里の逆転優勝で一気に盛り上がりました。ベッドのテレビ桟敷でスポーツ観戦する患者さんたちも、付添のご家族が心配するくらい、ひいきの力士の勝ち負けで一喜一憂。元気を回復される姿をよく見かけます。隠岐の島で4年間小学校の先生をしておられた、隠岐の島に思い入れの強い、90歳代の脳梗塞後の患者さんも、隠岐の海が勝った日には、喜色満面で体内にホルモンやビタミンが満ちあふれているのがよくわかります。

私がプロ野球の開幕を待ちわびるようになったのは、小学校4年生の昭和33（1958）年4月の後楽園球場の読売ジャイアンツと国鉄スワローズの開幕戦でした。正午すぎ学校が終わると、40分かかる坂道の多い通学路を駆け足で自宅に帰り、ラジオにかじりついたのを覚えています。土曜日でＮＨＫの第一放送で午後1時からの中継。解説は「何と申しましょうか」でおなじみの小西得郎さんでした。お目当てはもちろん、注目新人の長嶋茂雄と全盛期の金田正一の対決です。開幕戦は4打席4三振で、長嶋の完敗でしたが、アナウンサーは長嶋の3塁守備を褒めて褒めて褒めまくり、補球して一塁に投げるのを「いーい球です」と褒めちぎっていました。

時も移り、今年の開幕戦は、私は山陰出身の新人の活躍にひそかに期待をかけていました。松江市殿町の山陰中央ビル1階に、開星高校野球部元監督の野々村直通先生のアトリエがあります。2年前の夏、私はそこで似顔絵を描いてもらっていました。鉛筆や筆を走らせながら、先生は「再来年のドラフトには必ずかかる教え子が社会人野球にいて、その子は大東町出身の糸原健斗選手です。ＤｅＮ

Aの梶谷隆幸選手や白根尚貴選手にも負けない選手だから期待していてください」と教えてもらいました。期待通り、糸原選手は阪神タイガースにドラフト指名され、開幕1軍に残り、遊撃手として開幕戦でプロ初出場を決めました。失策がらみでチームは敗戦するというほろ苦いデビューでしたが、開幕2戦目には鳥取県出身で広島カープの九里亜蓮投手から初ヒットを打ち、スポーツ新聞で大きく活躍が扱われていました。

病棟でそんな話をしていたら「先生、私の同級生の、楽天の梨田君を忘れたら困りますよ。監督2年目は必ずいい結果出してるんだから」と付き添いのご家族さんからエールが送られました。さあ、早く家に帰ってビールを飲みながら野球を見ようかなと、私の心や体にもホルモンやビタミンがみなぎります。

（2017年4月18日掲載）

長寿の秘訣を医者が聞く

日常的に自分が心掛けていることを川柳にされると、ついおかしさが湧いてほくそ笑んでしまいます。4月24日付山陰中央新報に「長老に元気な秘訣医者が問う」（江津市　佐々木一郎さん）という句が載っていました。公衆衛生学の先生に「患者さんの診断治療は千里を遠しとせず、足で稼いで形にしなさい」と教えてもらったことがあります。形にするとは学会や論文に発表することです。机に座っていないで、自分で直接現場に出かけて情報を得なさいということだと理解しました。

早速、私も調べてみたいと思っていたテーマを実行することにしました。主治医になっていつも診察している、病院の関連の老人保健施設で１００歳以上の長寿の方に、その秘訣を聞いてみることにしました。入所者１５２人中４人（2・

6％）が100歳以上です。明治42年生まれの107歳の男性がいらっしゃり、調べてみると市内で107歳以上の方はおられないとのことでこの方が最高齢と判明しました。

質問してみるとはっきりと返答されます。「今、何歳ですか」「9月で108歳です」「長生きされている秘訣は何だと思いますか」「いいことを続行することです」「どんなことがいいことですか」「しっかり歩くことです。歩くことは全身の運動です。93歳くらいまでは雨が降ろうが風が吹こうが毎日1キロは歩いたもんです」「ほかには」「好き嫌いなくよく噛《か》んで何でも食べることです」「何か思い出がありますか」「昔、仕事での体験です。変なことを言うようだが、戦後昭和20年代に、山口県周南市へ営業に出かけました。あのころ、小学校で牛乳給食が始まって、下痢する子供が出てきて、職員会議で大問題になったようで、給食担当の女の先生が東京か大阪の大学の専門の先生に聞いたところ、『牛乳を噛んで飲みなさい』と指導を受けてそのように実行して、この下痢事件を乗り切ったそうだ。実際、野菜もご飯もおかずにも応用できて、ゆっくりと噛むことが大事だという話を習って、自分も実行してきた」と話をしてもらいました。

牛乳を噛むということが、自身で変な表現だといわれる感覚の鋭さは、とても107歳の人の言葉とは信じられなくて、インタビューした私が逆にびっくりしたものでした。帰りがけ、最後に「周南市は今は鹿野《かの》インターで降りますよ」と言われ、またびっくりしてしまいました。

（2017年5月23日掲載）

何でも鑑定団インとっとり南部町

ポルフィリン症という病気を研究しておられる東京の教授のエピソードです。30年前、米子市で国際ポルフィリン学会を開催したとき、その先生は前々日に、隠岐の島に行ってマイマイカブリという珍しい昆虫を採集して、前の日は松江や米子の骨董店を一日かけて散策して「あまりいい掘り出し物は見つけられなかった」とサラリと感想を漏らされていたのを覚えています。

しかし、その行動力には目を見張ったものです。「目の眼」という骨董の専門紙に連載しておられたその先生は、自分の所有する骨董だけで紹介記事が書けるほどの多彩な陶器を持っておられるようでした。その収集の熱意は、ポルフィリン症の患者さんの尿や便を採取することにも十二分に発揮され、一緒に野外活動を勉強させてもらいました。鹿児島や宮崎の患者さんのチェックに毎年出向いておられ、連れて行ってもらったものです。まず、その家の仏壇に手を合わせ、「水分と甘いものを食べれば病気の予防になりますよ」と力説しておられたのを覚えています。骨董も「北前船が入ってないところにはあまりいいものはありません」と専門家の見識とでもいうべき言葉が耳に残っています。北前船の何たるかも知らなかった私でしたが、その先生から毎月送ってもらった「目の眼」で骨董への興味を持つようになりました。

5月20日、開運なんでも鑑定団（テレビ東京）の収録が鳥取県南部町であることを患者さんから聞きました。前任地の日野病院勤務時代に南部町（旧西伯町）のプールに通って自分の健康管理をしてもらっていたこともあり、よく知った町なので、懐かしさもあり、後学のため観覧してみることにしました。会場入場が12時半。収録開始が午後1時半です。観覧の競争率が高いと予想されたので、往復はがきを5枚出して幸運を待ちました。その結果、1枚が当たり入場が可能となったのです。並んで少しでも前の方に座ろうと考えて前の日に皆生温泉に一泊し、朝9時すぎに会場の西伯小学校体育館に行ってみると、何と一番乗りではありませんか。役場の職員さんから整理券をもらい一段落。聞いてみると、観覧も4倍、鑑定品も30倍以上の競争率だったと陶山清孝町長さんの挨拶がありました。古くからの患者さん兼友人と並んで観覧しましたが、2時間の収録が30分くらいに編集して7月9日に放映されるとか。

安来市に北前船が入っているので、どんな名品が出るのか楽しみにご覧いただきたいものです。

（2017年6月20日掲載）

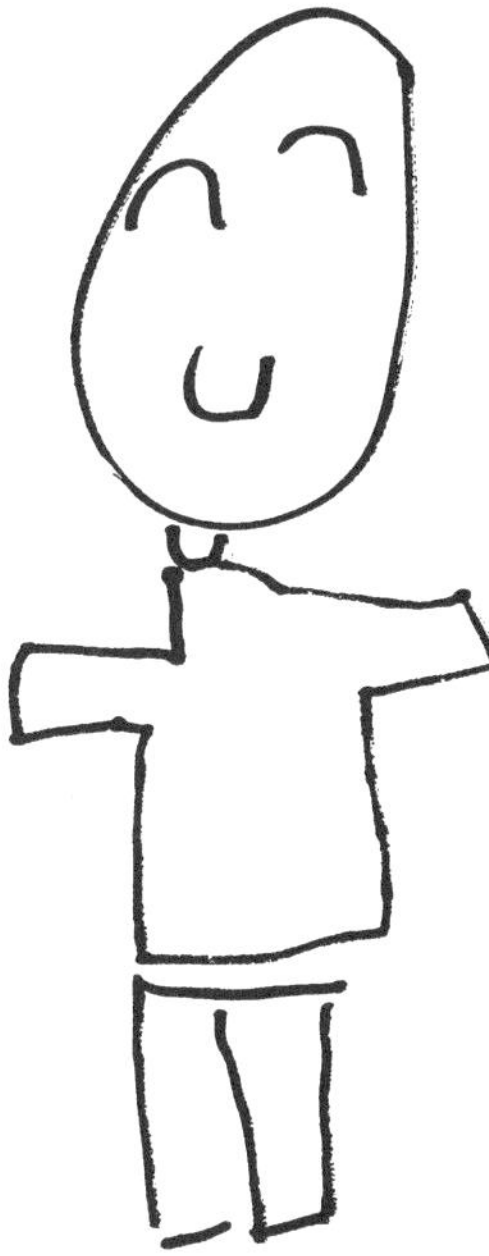

姿三四郎イン江津中学

病院の内科でも整形外科領域の患者さんを診る機会が増えてきました。ご高齢の女性で骨折や骨粗しょう症の頻度が高いのは一般によく知られています。しかし、50代、60代の男性の骨折患者さんを診る機会も多くなってきました。骨折は対岸の火事で自分とは関わりないと固く思っていましたが、ショックな出来事です。農作業中に田んぼの畔からすべり落ちて足を骨折したり、2階への階段からすべり落ちて踵《かかと》の骨を折って松葉づえに頼ったりする患者さんを目のあたりにすると、運動をして敏しょう性を保って、骨折の危険を回避することが大切ではないかと、この1年くらい前からアンテナを張っていました。

ご主人が市内の有名ボクシングジムに勤務しておられる職員から「先生、いつでもいらっしゃいませ。痩せますよ」とか、人間ドックの患者さんからは「浜田市内でレスリングに息子と通ってやっています。効果抜群ですよ」とアウトコースにカーブを投げて誘ってもらいましたが、決断が下せないまま今日まできていました。

歩いても、食事療法しても体重管理に対してうだつが上がらないので、「相撲ならひとりでできるし、四股は最近評価が高いなあ」などと考えていた矢先、古くからの知り合いの患者さんのお嫁さんから「主人が病院の隣の中学で毎週火曜日に柔道場（濱岡塾）を一般向けに開設していますから通われませんか」と勧めてもらい、一念発起して出かけてみることにしました。

まず形から入るのが私の流儀なので、「柔道着はどうしましょうか」と思って聞いてみたところ、元校長先生から「自分のをお貸しします」とのうれしいお言葉。初めて黒帯まで締めさせていただいて、高校1年の学園祭に村田英雄さんの柔道一代を歌って参加したことを思い出しました。青い畳の上で、歩いたり、足を延ばしたり、前や後ろに転んだり、相撲の四股ふみをやってみると、足を上げるだけでもふらふらです。森光子さんのようなでんぐり返しは首の骨が心配でたまらず、前に転ぶのがいかに難しいか身にしみて経験しました。

襟首を掴《つか》んでの投げの練習は「まずゴムを使って練習を」と言われ、中学生の先輩に弟子入りです。飲み水は脱水症や熱中症にならないように小まめに摂取。

中身は内証ですが、元校長先生から大きな目標までもらいました。練習後のビールのうまかったこと。食べ過ぎや飲み過ぎがないように、体重管理と筋肉増強が目下の課題であります。

（2017年7月18日掲載）

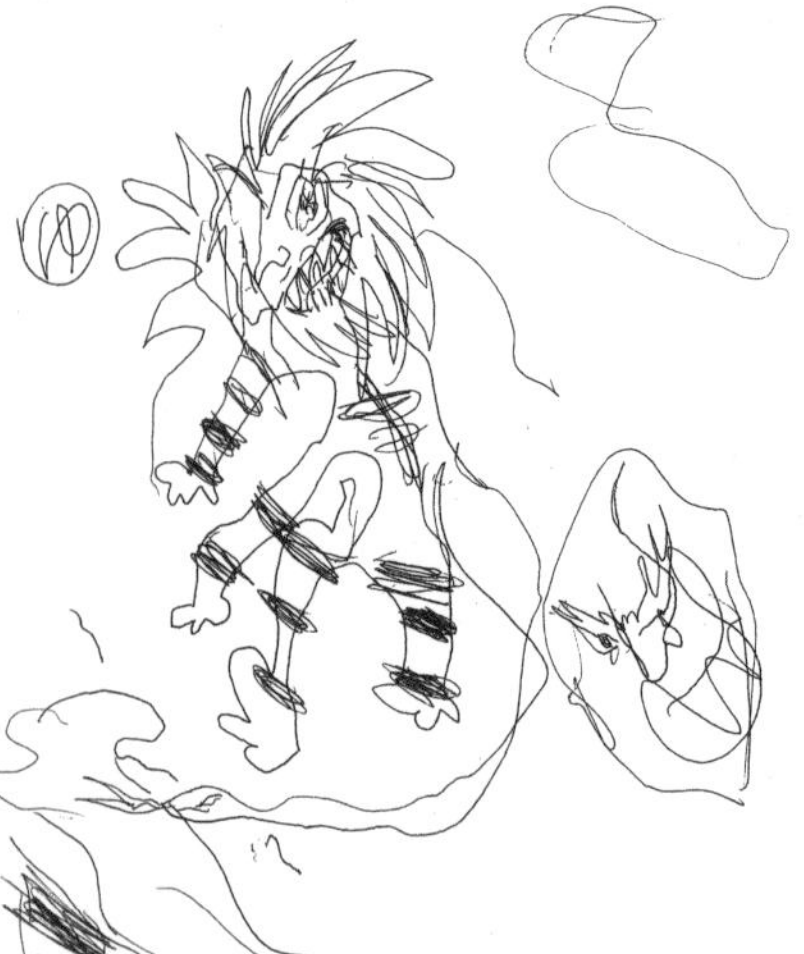

花のお江戸の世田谷講演

30年来の友人の方から「せっかく、毎月東京に出ているのだから、東京でご近所の皆さんを集めるので講演してほしい」と依頼が来ました。「花のお江戸の世田谷でなんでもいいから話してほしい」という、うれしい申し出に早速飛びつき、6月末の土曜日に講演することにしました。演題は「人生の楽しみを見つけて心身健康に」です。

「世田谷区は全人口84万人で、おそらく島根県より多いかもしれませんが、この先生は島根から来られて、医療のことだけでなく、広澤虎造や美空ひばり、島倉千代子の歌も歌ってもらえるそうだから、ご近所の皆さんに声掛けをしました。こうしてお集まりいただき、皆さん今日は楽しみにしていらっしゃいます」と、ご自宅を提供いただいた元地主さんで綱引き連盟の会長さんのあいさつで講演会はスタートしました。

「2025（平成37）年問題という言葉があって、私たち団塊の世代が75歳になるころ、東京周辺の神奈川、千葉、埼玉に日本で一番早く医療問題の危機が来るのではと想定されています。東京の事情はどんなだろうかという問題意識を私は持っています。島根では人口減少や空き家の存在が叫ばれていますが、世田谷での人口減少の心配はないのですか」と話したところ、「当地は人気スポットなのでどんどん若い人も帰ったり、入ったりして心配ないです」とのご返事。やはり、日本でも住みたいところはどんどん増えて人口が減る心配もないのかと合点して、すぐ話を切り替えました。

「東京生まれの浪曲師・虎造さんは浪花節の中で『山椒《さんしょう》は小粒でピリリと辛いよ、大きな喧嘩《けんか》は大政だが小さい喧嘩は小政に限る』と歌っています。山陰の島根や鳥取の事情も踏まえて、私の本日の講演のテーマはそのような深刻な話ではなく、身の回りに転がっているテーマで人生の楽しみをどうみつけていくかというお話をさせていただきます」としました。

自己紹介では「私は太平洋ヨット横断の堀江謙一さんの堀江、石原裕次郎さんの裕で堀江裕と申します。山陰から一歩も外へ出たことはありません」と、地元紹介、山陰自慢から始めました。

「医療は文化のために存在する」といいます。カチューシャの唄は浜田市金城町出身の島村抱月。斐伊川は神話に彩られた川で、県内は神楽が有名です。最後に、石松金毘羅代参、リンゴ追分、りんどう峠を歌いました。「次回もお願いします。歌を替えるだけでいいから」と頼まれ、第1回は無事終了しました。

（2017年8月22日掲載）

人生は些事からなる

他人からすれば些細なことのように見えても、自分の一生にははかりしれない心の支えになるものがあります。先般、私は91歳を生き抜いた、いとこの葬儀に参列して遺族のみなさんからある品物を見せられました。その品は1939（昭和14）年3月23日に尋常小学校卒業時に成績優秀でもらったという国語辞書でした。郷土の若槻礼次郎首相からもらったと書いてありました。若槻首相は昭和8年から9年の2年間の在任ですので、辞任後も辞書を島根県内に配布されていたようです。私のいとこは80年にわたってこの辞書をそばにおいて大事に使ったようで、遺族一同でその心中を推し量って懐かしみました。

今年の8月、東京でウイルス肝炎治療薬の発売記念会があり、肝臓専門医が全国から1千人近く集まりました。アメリカのハーバードから来られた先生が世界の肝炎の趨勢《すうせい》を話され、話も中盤にさしかかったところで、C型肝炎の治療前後の成績で、日本から報告された論文のデータだといって出されたスライドに私は目を見張りました。

インターフェロンを使ってウイルスが肝臓から消えるとほかの臓器にもいい影響がでることがある。その一つが心臓で、肝炎ウイルスが消失すると、心筋の機能がよくなるという。10年以上前に江津の病院で一緒に勤務し、現在は開業しているM先生の論文でした。私も共同著者として名前を連ねていましたので、うれしくなって片言の英語と日本語で手を挙げて発言を求めました。

「アメリカから来られた先生に10年以上も前に私どもが報告した成績を、こうして取り上げていただいて大変うれしい気持ちでいっぱいで、天にも昇る気持ちです。心臓の専門の先生は肝炎にそう興味のない先生もいらっしゃいますが、この論文が示すように、肝炎ウイルスが肝臓から消えて肝炎が治ると、心臓も一緒によくなることが日本でも知れわたると、100万人といわれるC型肝炎未治療の患者さんたちに、循環器の先生から肝炎の治療を勧めていただける可能性があります」と発言しました。

ノーベル賞をもらうと日本で文化勲章をもらったりすることがよくありますが、外国人の方からいい仕事だとほめられると、あらためて自分たちの仕事の意義を思い知ることになります。講演のあと、地元に帰って論文を書いた先生とどもこの話の余韻に浸ったものでした。眠たい目をこすりながら夜なべ仕事をしてでも論文を残しておきたいという気持ちになって、元気をもらったものでした。

（2017年9月19日掲載）

ノーベル文学賞とものあわれ

東野圭吾さんや村上春樹さんなら名前を聞いたことはありますが、カズオ・イシグロさんの名前は全く聞いたことがありませんでした。日本生まれで長崎に5歳までいて、海洋学者であるお父さんとイギリスに移住した日系英国人小説家の、今回のノーベル文学賞受賞の快挙に日本でも喜びが沸き起こっています。

イシグロさんのインタビューに私は強い関心を持ちました。「幼いころの日本の風景が創作の原点で、心の中の美しい思い出を想像して書いてきた」「英国にいながら日本人の家庭で育ったことは、自分の物語作りに欠かせない要素である。そのおかげで、周りのイギリス人とは違った視点で、世界を見ることができるようになった」と述べておられます。そして、「日本文学からの具体的影響は何ですか」と聞かれて「日本人固有の『もののあわれ』が自分の中で創作に貢献している」といったことを述べておられるのを聞いて思い出したことがあります。

私が高校時代、30代後半の独身の国語の先生がおられました。ユニークな先生で、夏休みの国語の授業に羽織袴で登壇されました。源氏物語の文章を題材にして、平安時代の文学論を繰り返し聞かせてもらいました。当時の宮廷にはトイレといったものはなく、おまるといって盆のようななかに排便排尿をする習慣であったと述べられたのが強い思い出として残っています。

さらに、源氏物語は受験にはあまり出ないが、古事記や源氏物語は江戸時代の小児科医で文学者の本居宣長がいなければ現在のように読まれていなかった。本居宣長が最も訴えているのが「もののあわれ」という概念であると初めて教えてもらいました。万葉集や古事記はもとより、「もののあわれ」の極致が源氏物語であり、日本が世界に誇る普遍的価値であり、日本はもっとこれらの文学を誇りに思うべきであると、50年前から力説しておられました。

しかし、当時の私たち受験生には「もののあわれ」より、受験に出るかもしれない本居宣長の随筆である「玉勝間」の文章のほうが、花より団子で興味がありました。実際、玉勝間が大学の国語の試験問題に出て内心大喜びしたものでした。先生からしっかり勉強しておくようにという「もののあわれ」を知ることには全く心が及びませんでした。お元気であったら、イシグロさんの受賞で「もののあわれ」が出たことに、酒をくみかわしながら、大好きな本居宣長の源氏物語を肴にして、もののあわれ論に熱弁を振るわれたであろうと偲《しの》んだものでした。

10月21日でそのT先生の一周忌を迎えます。


（2017年10月17日掲載）

脂肪、筋肉に注目の時代

自分が普段心がけている健康管理の方向性が間違っていないと、「我が意を得たり」と膝を打つことがあります。メタボ症候群と付き合っていると、食事と運動が一番気になります。今年の6月ごろから柔道部の中学生に交じって、四股《しこ》ふみや腹筋運動で効果を実感してきた矢先、格好のテレビ番組を目にしました。

NHKスペシャル「人体」の第2回、「脂肪と筋肉―病気を治す力」の番組に見入りました。医学の進歩は日進月歩です。医療の常識を覆す発見がなされているというのです。タモリさん、ノーベル賞の山中伸弥教授の司会で、タレント橋本マナミさんが実験台になり、番組がスタートします。

CTやMRIの検査画像を駆使して、体重56キロから全身の脂肪分が19キロ、筋肉が21キロで二つ合わせて人体の70％の重量だと試算されるところから話が進みます。

これまでの医学の定説では、脳から指令が全身に発信されていると考えられていました。脂肪も余剰のエネルギーの塊が定説でした。しかし、脂肪からある物質が作られ、その物質が血管を通って脳に運ばれ、食欲中枢の視床下部という場所に到達するという研究が進んでいるのだそうです。その物質の名前が「レプチン」といい、満腹感であったり空腹感であったりする感覚の情報を脳に伝えるので、メッセンジャーと呼ばれているのだとか。その証拠に生まれつき脂肪組織の萎縮している「脂肪萎縮症」の幼児の患者さんは食欲が途切れないと説明がありました。

筋肉からも骨の運動をつかさどる支持組織だけでなく、脳に指令を出す物質が出ているようで「ミオスタチン」というメッセンジャーが出ていて、がんに関係しているというのです。これまで私は、筋肉が増えると、そこで糖分はじめエネルギーが消費されて、糖尿病の予防になるからだと思ってやってきましたが、認知症やがん、うつ状態の予防効果があるというのです。

さらにうれしいことに、脳の記憶力中枢の海馬に向かって「カテプシンB」という物質が筋肉から作られ脳に送られるという発見も紹介されました。

番組はこれまで、余分な栄養分やエネルギーの貯蔵庫とされていた脂肪や筋肉の役割がどんどん明らかにされていくというところで終わります。私の専門領域の消化器の肝臓がんもウイルスが原因であったものが減ってきて、脂肪のためにおこる肝臓がんが増えていることも合点がいって眠りに就きました。

（2017年11月21日掲載）

長寿王国　島根県に全国が注目

年末にいいニュースが飛び込んできました。週刊誌（新潮）に島根県が2週にわたって取り上げられました。題して「超寿王国『島根県の秘密』」。その根拠は全国100歳以上を百寿者というようですが、2017年現在の長寿者6万7824人のうち、東京都が5835人、島根県が593人を占め、人口10万人あたりの比率では全国平均が53人のところ、島根県が97人と5年連続トップを占めたのが注目されたようです。その秘密を解き明かそうというのが、今回の企画できめ細かくいろいろな方面から分析されています。

私が昨年からインタビューさせてもらってきた江津在住の男性の方は、現在108歳で、島根県最高齢者として紹介されています。「食事をしっかりかんでゆっくり食べて、93歳まで朝夕1キロの犬の散歩を継続した」ことや、「何よりもストレスをためない生き方」が強調されています。

ちなみに、世界最高齢は別の週刊誌（現代）で同じ時期に紹介されていて、北海道足寄《あしょろ》の雌阿寒岳《めあかんだけ》のふもとの野中温泉を創設した野中正造さんは112歳だそうですが、トップだったイスラエルの長寿者が亡くなられて一躍世界一になられたようです。日露戦争の最中に生まれて、家族と同居しつつ身の回りのことはすべてこなして、年金の管理もして日常生活を元気に送られているようです。新聞を読むのが日課で、投票にも行かれるとは驚きです。「モットーは勝手気ままにくらすこと」だとか。

「井の中の蛙、大海を知らず」といいますが、県民から見れば当たり前のことが当たり前でないことが逆に驚きに当たります。例えば、都会では家に鍵をかけないことはあり得ませんが、島根県では人の出入りがないので、掛けないのは当たり前だとの指摘はなるほどと思ってしまいます。鶏も放し飼いであったりするのも土地が広いので可能です。私の生まれ故郷の雲南市吉田町から、年末になるとお年寄りの手によるしめ縄などのさまざまな稲わら細工を病院に送ってもらっていましたが、その作業が長寿の源になると指摘されていて、ついうれしくなってしまいます。食事や水も上げればきりがないほどです。今週人間ドックの受診者さんと「自分も長寿の仲間入りしてあやかりたい」と大いに盛り上がりました。「プロ野球ＤｅＮＡの梶谷隆幸選手も１億円プレーヤーに仲間入りしました。来年が楽しみですね」といって喜んで帰っていかれました。来年も楽しみのネタが浜の真砂のようにありそうです。

（２０１７年12月19日掲載）

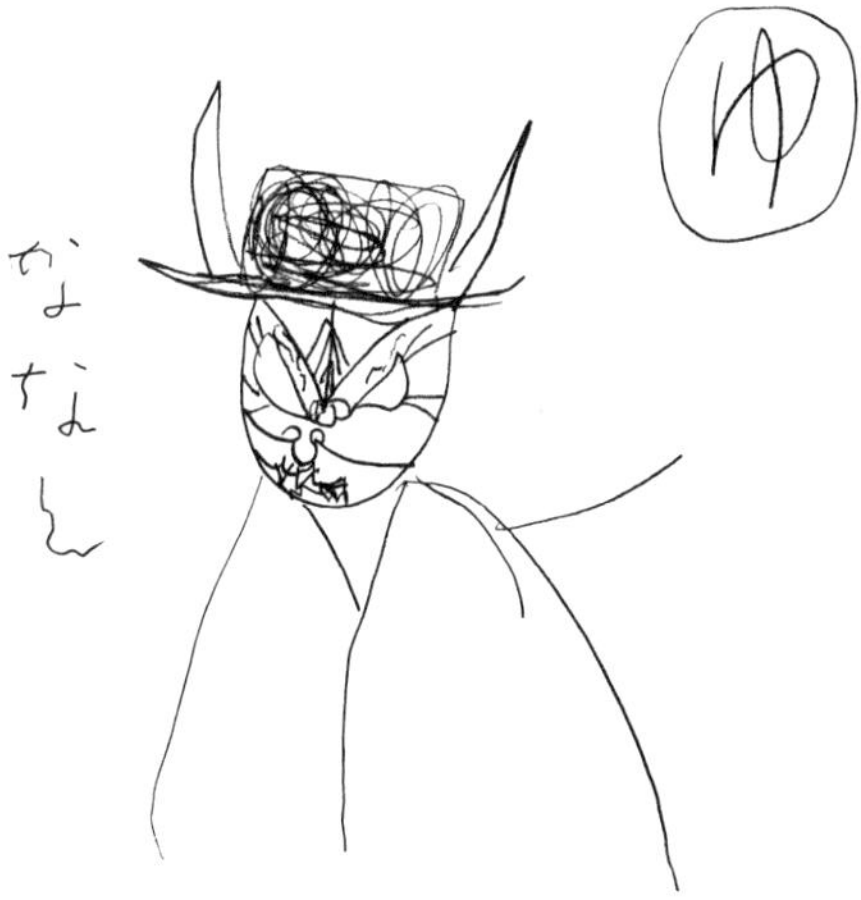

早いうちから肺炎予防を

正月あけに病院の玄関で行う市民公開講座の講演を依頼されました。2週間ごとに、弁士交代で「2回ずつ気に入ったテーマで30分ほど話してほしい」との病院看護部からの要請です。2004（平成16）年から、1年半にわたって15分ずつ毎日玄関で「ケーシー堀江です」といって好きなことを繰り返し話したことを思い出しました。同じ話をしていたら、「昨日と同じ話なので別のテーマでお願いします」と患者さんから言われて冷や汗をかいたことも思い出しました。

たった2回だけの講演ですが、いろいろ考えて肺炎の話にしました。その理由は病院で入院の診断名のトップが肺炎で、そのうちの80％が誤嚥《ごえん》性肺炎なので、命に直接関係する重要な差し迫った病気だからです。「誤嚥性肺炎予防をしましょう」をテーマにしました。

誤嚥性肺炎は、「食べた食物が胃の中に入らず、誤って気管から肺に入って細菌が増殖して肺炎が発生する状態」をいいます。偶発的なこともありますが、ほとんどが、口の中の機能が弱っていることが原因です。さらに寝ているときに呼吸が止まって、胃液が逆流して気管に入ったり、胃に入った食べ物が逆流して嘔《おう》吐《と》して誤って気管に入ったりすることも原因といわれています。

肺炎予備群の患者さんの症状を調べてみてびっくりしました。列挙すると、痰がのどによく溜まる、唾液が出すぎる、声が変わった、食事中にむせる、咳払いが増えた、寝ているときに咳がでる、のどが詰まった感じがする、固形物より液体が呑みこみにくい、食べ物が鼻に流れる――などです。自分でも思い当たることが多かったのはショックでした。

その対策で最も重要で効果的ですぐできるものを挙げてみると、常に歯磨きして口腔内をきれいにし、寝る前にもうがいしたりして乾燥をさけ湿気を多くする。それだけでなく、匙《さじ》を使って舌の運動を繰り返したり、ペットボトルで息をすったり吐いたりするのも効果があるようです。

しかし、調べてみて最も効果的なことは何と、歌を歌って、のどの筋肉を鍛えることとの結論に達しました。合唱団に入って毎週歌を歌わなくても、カラオケでもなくても、アカペラで十分です。

私は14年前には、病院の玄関で歌など決して歌いませんでしたが、今回は肺炎予防には歌が大事だと、美空ひばりの「港町13番地」を控えめに一番だけ歌いました。終わってから、聞いていた同年配の患者さんから「憧れのハワイ航路を歌ってもらってうれしかったです」と言われて、昭和は遠くなりにけりと思ったものでした。

(2018年1月23日掲載)

集中力15分論

最近、内科の外来でも「集中力が低下しました。いい対策はありませんか」と訴える患者さんが増えてきました。「こちらこそ、いい方法はないですかね。こちらが教えてほしいくらいですよ」と患者さんと話の花が咲きました。

「集中力は時間の感覚と関係します」「どういうことですか」「環境が変化すると時間の感覚は変化します。ドイツの文豪　トーマス・マンは小説『魔の山』の中で、結核で療養しているサナトリウムで過ごす時間は、一般社会の時間と違って早く過ぎ去るといっています。さらに加齢につれて、時間の感覚は変化してきて、1週間や1年が過ぎるのもだんだん早く感じてきます。子どものときは指折り数えて正月を待ったのに、大人になるとそんな気分も薄れてきます。その理由はいろいろ言われていますが、医学的には、正確には証明されているとは言えないようです」

「ところで、東京で珍しい体験をしました」「どうしたのですか」「数年前、東京の南青山にある医師国家試験の教科書を長年発売しているメディックメディアという会社を訪ねた時です。待合室の入り口に『会議はすべて15分以内で済ます』と貼り紙がしてあり、驚いた記憶があります。15分で1会議なら1日何回でも開催可能で、集中できて眠くなる暇なしです。椅子さえもいらないなと思ったものでした」「病院の管理会議などは、1時間や2時間が常識ですか」「私も院長時代に会議短縮について提案したいと何度も思いましたが、結局そこまで主張する元気がなく退屈さに耐えたものでした」

「そういえば浅草演芸ホールや上野の鈴本、新宿の末広亭などの落語や漫才や漫談も15分が1人の持ち時間です」「なぜ15分ですかね」「芸人さんも聴くお客の側も15分が集中力の限界かと思ったのですが、最近、浅草演芸ホールや東洋館の会長で、浅草芸能の生き字引である松倉久幸さんに直接電話して聞いてみました」「どうでしたか」「数年前までは昼席は15分であった。夜席は20分と長めであったとのこと。しかし、最近は噺家さんの数が増えてきたため、15分で話をおさめてもらうようにしていると。しかし、トリをとる噺家さんは30分ないしそれ以上のこともありますとのことでした」「落語や漫才の世界も高齢化社会に対応して現代風になっているのですかね」「集中力を持続して15分で何事も処理することが今風の知恵かもしれませんねー」と、集中力15分論を戦わせたものでした。

（2018年2月20日掲載）

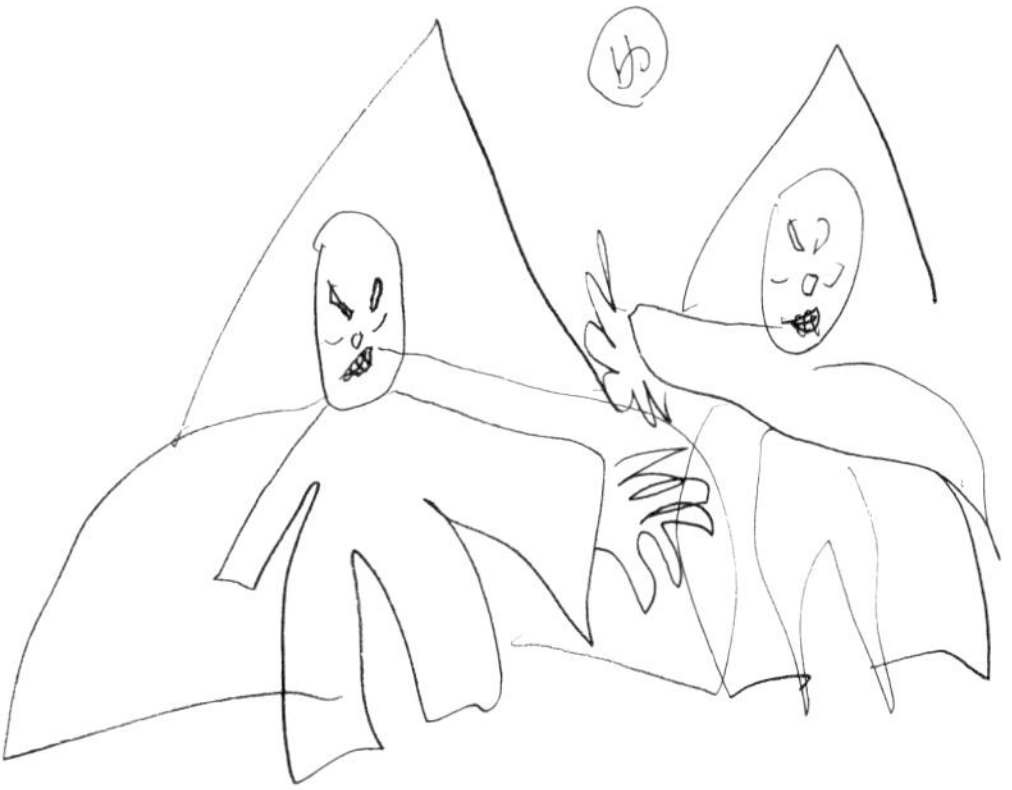

私の急性心不全予防対策法

発症して24時間で死亡する例を「突然死」といいます。その中で多いのが急性心不全で、心筋梗塞がもっとも頻度の高い病気です。一見心臓病以外の腹痛や、肩こり、背部痛で発症することもあります。診断がつかず、手遅れになる例もありますので要注意です。

急性心不全といわれる「突然死」にいたる病気はもう一つあります。それは心臓から出る大動脈瘤破裂による急性心不全です。古くは、河野太郎現外務大臣のお爺さんの河野一郎さんや作家の司馬遼太郎さんも大動脈瘤破裂で急死されたことはあまりにも有名な話です。最近では66歳で俳優の大杉漣さんの突然死が報道されました。急性心不全としか報道されていないので不明ですが、おそらく心筋梗塞か大動脈瘤破裂でのどちらかです。予知する方法はなかったのかマスコミでも論議されています。

私も15年くらい前に高血圧の薬を飲むように勧められました。心筋梗塞の危険性を予知するために、循環器科の先生に「足のつけねから注射して、心臓の血管を映す心臓カテーテルという検査は、何も症状のない今の時点では、大げさなので気が進みませんが、何かいい方法はないですか」と相談したものです。

「心臓の血管に造影剤をいれて造影CT検査をすれば目的がかないます」と言われ、ぜひにとお願いしたところ、建て替え前の旧病院でCTの高機能のハイカラな器械がまだ入ってなかったので、年休をとって隣町の大田市民病院でカルテを作成して検査をしてもらいました。おかげで、心臓に行く血管はまだ傷んでいなかったのでホッとしました。不思議な安心感が今もってあります。心臓の血管の状態が手にとるように分かるので、「CTは現代の神様だ」と感じ入った記憶があります。

また、最近、消化器の専門医が集まる勉強会で65歳男性の例で、主訴は声が擦れ、左の首が痛くて、外来に来られた患者さんの存在を知りました。耳鼻科に紹介したところ、耳には異常なく再び内科に戻り、造影剤を使って詳しい心臓のCT検査をしたところ、大動脈が裂けて大きくなり、破裂直前まで進んでいることが分かり、救急車で大学病院の心臓血管外科を紹介されて手術し、一命をとりとめたという話でした。声の擦れは反回神経という名前の脳神経が大動脈を包み込んで存在しており、その障害のために声が出にくくなったことで説明ができます。

消化器だけでなく、幅広く他の専門領域も教科書を開いて勉強が必要だと教えてもらって、賢くなった気分になり春の訪れを待っています。

（2018年3月20日掲載）

女性は肩こり　男性は腰痛

病院の玄関で腰痛の講演を聞いていて「腰痛は男性の症状の第1位、女性では第2位です」と言われたので「女性のトップは何ですか」と質問したところ、講師の先生も「何でしょうね。今度調べてみます」というご返事だったので、さっそく帰って調べてみました。その結果、女性の第1位は肩こりということが判明しました（平成25年度厚労省—国民生活基礎調査）。

腰痛は医学の世界で大変注目されていますが、数年前、腰痛の原因は15％がはっきりしているのに、85％は原因不明であるという結果にびっくりした記憶があります。診断可能とされた15％は整形外科の先生が、レントゲンやCT、MRIで変形性脊椎《せきつい》症、骨折、すべり症、脊柱管狭窄《せきちゅうかんきょうさく》症、腰椎《ようつい》ヘルニアなどによると診断された結果がほとんどです。そのほかの腰痛の大部分は腰に異常なしの診断で、整形外科以外の他の科で診断を求めて病院を転々とするのが実情のようです。その場合、鑑別すべき疾患は内臓由来の膵臓《すいぞう》や大腸のがん、神経や脳の病気、心因性ストレスの病気などが原因検索すべき病気ということになります。

一方、女性トップの肩こりの原因は頸部を露出したり、筋肉が男性に比べて細かったりするので起こりやすいといわれています。季節の変わり目に肩こりの患者さんは、マフラーやネッカチーフで軽快するといわれています。しかし、奇妙なことに医療の分野では腰痛に比較して、肩こりは病気の範疇《はんちゅう》に入れてもらえず、軽くみられており、リハビリの世界でも放置されていて、「肩こり、頑張れ」と言いたくなります。

さて、腰痛や肩こりの対策ですが、肩こりは頸部の骨や血圧、心臓に原因がない場合は体操したり、ストレッチしたりして筋肉を鍛えるのが一般的です。私も若いころから腰痛症があるので、腰痛や肩こり対策を二つご紹介したいと思います。朝のＮＨＫのラジオ体操が一押しです。上肢がらみの運動が多く取り入れられており、首や肩のこりをほぐす体操という意味でも女性の肩こりに適しているという感想をもって布団から起きだしてやっています。さらに腰痛体操はあまたありますが、ＢＳ―ＴＢＳで毎朝5時から「おはよう健康体操」が便利で、つきあって布団の上でやっています。

武術家・書家のシャビンジジェンさんが中国古来2千年の体操を日本式に作り直して、月曜から金曜まで毎朝12個の体操を3回放送しています。おかげで腰痛や肩こりとは無縁でこれまでやってこられました。

医療の分野で診断と治療が得にくいとされる腰痛や肩こりは、自分にあった対策を探し求めてやっていくしかないようです。

（２０１８年4月17日掲載）

ヒーロー渇望の時代

美空ひばり、田中角栄、長嶋茂雄と昭和を彩った人物の特集がテレビや週刊誌などで取り上げられています。平成がもう1年で終わり「昭和も遠くなりにけり」という意味もあるのかもしれません。しかし、世の中は「ヒーロー渇望の時代」にあるのではないかと私は思います。

先週の外来に、私と同年代の浜田高校野球部ＯＢで野球博士のような患者さんが来られました。「また大谷翔平選手がホームランを打ちましたがどんな感想ですか」と聞いてみました。「ものが違いますねー。人のやらないことに挑戦する姿に、世界中が注目しています。二刀流は２０００本とか２００勝とかの積み上げる数字の物差しだけでは測れません」「二刀流はアングロサクソン人が好むオリジナリティー（独創性）が感じられたのかもしれませんねー」「私の同級生も

1966（昭和41）年のドラフト1位で西鉄ライオンズから指名され活躍しました」「誰のことですか」「岡村佳典投手です。主力投手としての活躍に自分のことのように応援したものです。島根県出身者でドラフト1位指名された選手は岡村君以外に後にも先にもありません」「あの当時は中国地方は当たり年で、岡山東高の平松政次投手や1年上の倉敷商業の星野仙一投手も有名で私でもよく知ってます」と話は尽きません。

私も負けじと持論を聞いてもらいます。「ファンは時代のヒーローを求めます。大谷選手や清宮幸太郎選手に野球ファンのみならず多くの国民が注目しているのは、元気の出る源を求めているからかもしれません」

そんな経験を私は一度だけしました。私が小学4年生の1958（昭和33）年春の長嶋茂雄のデビューは忘れられません。明石球場でのキャンプからオープン戦を経て、公式戦で金田正一投手に2試合あわせて5連続三振。それでも5月から打ちはじめ、終わってみれば、打率3割5厘、ホームラン29本、打点も92で2冠王と大活躍しました。打撃の神様川上哲治と交代して、長嶋は17年間も時代のヒーローであり続けました。その間に11回も打率3割を超えています。昭和49年の引退まで、私は巨人の勝ち敗けの結果より長嶋茂雄の成績に一喜一憂し、生活の一部としてつきあってもらったという気分があります。

忘れてはいけませんが、阪神タイガースの糸原健斗選手も開幕からスタメン出場で郷土の期待を背負って活躍していて目が離せません。昔から巨人ファンだった私も、糸原選手の毎日の結果が気になって仕方がありません。ヒーロー誕生の時代に立ち合える楽しみは何物にも代えられません。

（2018年5月22日掲載）

梅雨時に思うこと

今年ももう梅雨入りです。湿気が多く、毎日が鬱陶しい季節です。山や川が大雨で洪水をおこしたりする季節でもあります。しかし「山陰の山々はスポンジのように水分を吸い込んで、たたら操業で樹木が伐採された山々も30年経てば立派な緑樹が再生するのが鉄の産業が当地で発達した要因である」と喝破したのは作家の司馬遼太郎さんです。私はこの言葉を聞いて稲作や野菜だけでなく、山林の再生にこの梅雨の時期が非常に大切であり、梅雨時の雨を慈雨だと思って暮らすようになりました。

そうはいっても「気候医学」という言葉があるように、季節の変わり目には体調が変化しやすく要注意です。汗をかきやすい梅雨の夜中に「寝ていて急に足がつる」といって外来受診される患者さんが増えてきました。診断は「こむらあがり」。医学的病名は腓腹筋痙攣。しかし、保険病名は「こむらあがり」で立派に通用します。原因はいろいろですが、ビタミン欠乏症のためと考えられます。肝硬変や糖尿病の患者さんに多いといわれますが、アルコールの飲みすぎの中年以降の方なら男女問わず誰でもがかかることが多く、朝方体温が下がった頃にもっともかかりやすく、立てないほどの痛みを伴います。寝ていると身のおきどころがありませんので、私はすぐ布団の上に立ち上がるか、ベッドから下りて四股を踏む格好をとるようにするとあっという間に軽快することを体験しています。

バスケットやサッカーの選手が試合中に寝たままで、足を上げるのがテレビに映っていますが、手を引っ張って起き上がらせてもらって立ったら早く治るのにと、いつも独り言を言って見ています。高校時代にバスケットの試合で、こむらあがりを起こす場面がよくあり、先輩のマネジャーが、選手をコートの外に連れだして、「立て、立て。立つのが一番早く治る」といわれて本当に元気になってすぐ復帰してプレーした現場を思い出しました。
　繰り返さないための治療は脱水予防とアルコールを飲むことを減らすことです。アルコールは炭酸ガスと水に体内で代謝されますが、その過程でビタミンをたくさん消費するのでビタミン不足になります。肝臓専門外来ではタウリンとか、カルチトニンの内服薬も処方しますが、第一選択は漢方薬を出す機会が最も多いようです。ロシア開催のサッカーワールドカップでもこむらあがりを見る機会が多いかもしれません。

（2018年6月19日掲載）

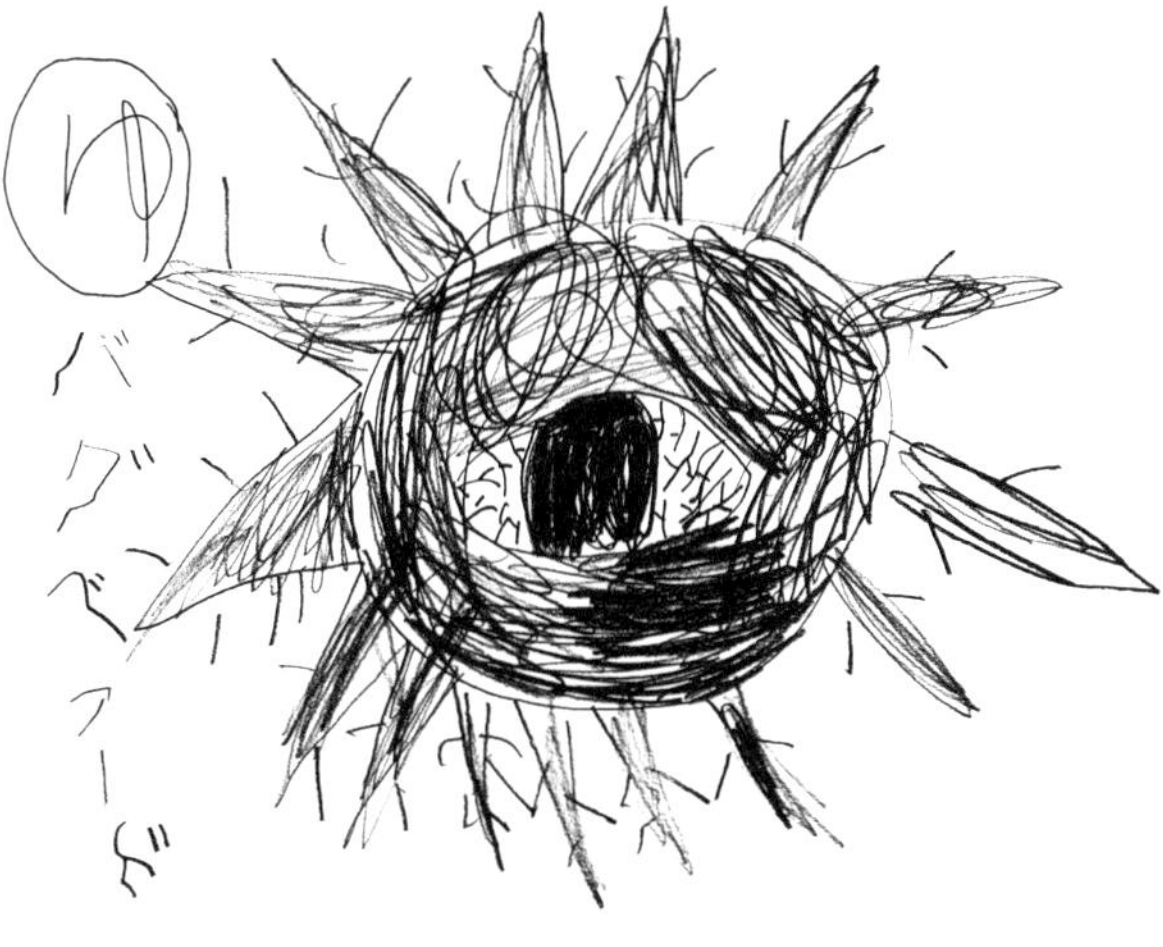

坂の上の雲に手が届かず

サッカー・ワールドカップ（W杯）の日本代表選手の予選突破、そして決勝トーナメント進出を見ました。その戦いぶりに日本のみならず世界中が沸き立ちました。普段はサッカーに熱中する方でもないのに、W杯になると、急にはまってしまって、相手国の選手まで気になって楽しみな数週間でした。

16年前、2002年のW杯では予選リーグでまさかまさかのロシア戦に勝利して、決勝トーナメントに駒を進めたとき、見出しを「坂の上の雲に手が届く」とした新聞がありました。当時は、司馬遼太郎さんの日露戦争の小説がNHKでテレビドラマ化される前だったので、「なんじゃこれは」と思った人もいたかもしれません。しかし、今回は予選リーグでコロンビアに勝って、決勝トーナメントに進んだのですが、16年前の「坂の上の雲」は、よりもっと高いところに移動しており、もう一つ勝ってベスト8に入れば坂の上の雲に手が届いた結果になったかもしれません。

しかし、日本の実力が世界に追いついてきたことは確実だという思いを強くしました。門外漢の私ですが、バスケット仲間の友人の1人が電話で語った「バスケット流の視点でいうと、日本はディフェンス（守備力）が半端でないから、どこと戦ってもいい試合をするよ」という予想が当たったなと1人でうなずいていました。米子北高出身の、昌子源選手の守備の要としての大活躍は世界でも注目されているようでうれしい話題です。

W杯の余熱が冷めやらない中、天災はいつでもどこでもやってきます。西日本中心に想定外の豪雨で江の川の水位が上がって、田畑まで浸水しました。七夕の土曜日に日直当番をしましたが、年齢を問わず、むしろ若年者でも救急外来に運び込まれる患者さんが増えています。

50歳代の男性患者さんで一晩避難所に宿泊して、主訴は「頭痛、悪心、嘔吐、便秘」。診断名は「脱水症にともなう高血圧」です。私は鳥取県西部地震でよく経験しましたが、家にも帰れず将来不安で途方に暮れて食事や飲み物の量が全くとれないでいると高血圧になってしまいます。「震災症候群」と名前を付けましたが、入院して点滴を2、3本したら数日して元気になって帰宅されるのが普通ですが、降圧剤を使ったりすると低血圧で症状が長引きます。さらに、40歳代の女性患者さんは主訴が「めまいと耳鳴り」で目が開けられない状態で来院。診断は「メニエル症候群」。やまない雨で、不安感が募ったという話をあとで聞きました。

（2018年7月17日掲載）

山陰の短い夏を楽しむ

「娘さん　よく聞ーけよ　山男にゃ　惚ーれーるなよー　山で　吹かれりゃよー　若後家さんだよ」というダークダックスの「山男の歌」いう曲があります。私の父は大正6（1917）年生まれで満州で終戦。シベリアに抑留されて昭和22（1947）年に帰国し、早世した兄も入れて6人の男兄弟を育ててくれました。戦争や抑留体験、人生哲学めいたことは何一つしゃべりませんでしたが、戦後、山や海の事故が多かったからか、唯一「お前はおっちょこちょいで慌て者だから、海や山に近づくと事故しやすいからやめたほうがいい」と、三段論法で口癖のように言っていました。

私も15の春まで奥出雲の山野をかけずり回って柿や梅やアケビやクリ、野イチゴを友として大きくなりましたので、山についてはまったく渇望感もなく父の教えを守ってきました。しかし、海はあまり見たことがない。夏の臨海学校で行く程度しか経験がなかったので。潮のにおいや海水浴に憧れがあり、現在までその思いは強く残っています。

炎天燃えるような今年の夏の乗り切り方法でいいことを思いつきました。要領よく夕刻の仕事を早く切り上げて、暮れなずむ石見の海を山陰の短い夏の錬成場にすることに決めました。病院から東へ5キロ離れた江津市黒松町の海へ日課のごとく、7月中旬から夕刻通うことにしています。黒松の海は遠浅で海水浴場として名勝地で、アサリやハマグリなどが今でも収獲できる場所だといわれています。台風のあとの水の冷たさや水害のあとの木材の漂流も経験しましたが、翌日になると海辺の方々がきれいにしておられ有り難い限りです。

通ってみると海水浴や海水体操の思わぬ医学的効用を発見。まず第一は、水泳は全身運動なので腰痛軽減効果や、筋肉増強効果が図れます。海水の中で、軽くなった体重で踏ん張って膝の屈伸や四股ふみも楽にできます。当然血糖も下がります。二つ目の効用は呼吸機能増強効果です。プールで息切れがして禁煙につながったことを思い出しました。海水浴は肺炎予防にもなるのです。

三つ目は睡眠力増強効果です。皮膚を塩水にさらすので、夜中までホカホカ感覚が持続して熟睡効果が得られることです。背中のかゆみも塩水に長時間さらすと消えてなくなる効果も体験しました。四つ目はまったく想定外でしたが、外来で患者さんから「先生、何か化粧品でも使ってるんですか。皮膚がさらさらでうらやましいですねー」と言われてしまいました。お世辞と知りつつ悪い気はせず、「神田の生まれだってねー、飲みねー、食いねー」と言いたくなりました。

（2018年8月14日掲載）

尾畠春夫さん的こころに盛り上がる

「予定していた患者さんのご家族が来られました。病状説明お願いします」と看護師さんから電話がかかってきます。どこから、どんな関係の人が来られてどんな風に話を進めるか、あれこれ想像しながら病棟に向かいます。いつも心掛けているのは「人はいくつになっても自分のことで精いっぱいの存在である」ということで、私は念頭に置いて対応しています。そうすれば、ご家族の思いも聴き出せて、こちらもせっかちにならないで、納得して帰ってもらえるのではないかと思ってのことです。

しかし、今年の夏は「自分のことだけで精いっぱい」でない、私のモットーを超える人の活躍ぶりが強く思い出に残りました。それは山口県周防大島町に帰省中に行方不明になり、3日ぶりに救出された2歳の男子を発見した捜索ボランティアの尾畠春夫さん（78）です。尾畠さんは、65歳で魚屋さんの仕事を辞めて、ボランティア活動を13年にもわたって継続されているとのこと。底知れない体力気力の充実ぶりが驚異的です。さらに長年の経験で「子どもは高いところに向かう習性がある」という知恵にまたびっくりしてしまいます。ベクトルを持った捜索方法で、30分で山の小川のせせらぎで座っている子どもさんを発見できたのですから、当時の状況を聞きたいマスコミの殺到ぶりにもうなずけます。

医療でいえば、原因不明で何カ月たっても診断がつかず、主治医が四苦八苦しているのを、たった1、2日前に初めてきた医者がひと目見て診断をつけてしまうような、痛快な出来事を想像してしまいます。

これまで1933、34（昭和8、9）年生まれの年代の方々が元気である理由を調べた結果、小学校のころに学童疎開をして、午後は授業が休みで畑に駆り出されて、いまでも勉強したりない渇望感がエネルギーの源になっていることが分かりました。そうした患者さんたちを知っています。

１９４０（昭和15）年生まれの尾畠さんと同学年の浜田市育ちの患者さんにどんな時代か聞いてみました。「世の中は物不足で、6人兄弟の3番目。実家は浜田の海沿いで魚や貝、タコ、サザエは十分あったが、米や野菜は母の実家が頼り。益田市鎌手まで列車で行って、そこから1時間以上歩いて益田市住吉神社近くの七尾山の実家に行って、ヤギの乳をたらふく飲んで大きくなった。泥んこ遊びをして胃がんの原因となるヘリコバクター・ピロリ菌もそのころもらったんですかねー」と、尾畠さんの時代談義で大いに盛り上がりました。調べてみると王貞治、張本勲、坂東英二選手らプロ野球でも格別元気な世代であることが分かりました。昭和の先輩方に見習って私たちの団塊の世代も負けないで過ごさねばと思った今年の夏でした。

（２０１８年9月18日掲載）

ノーベル賞の金言

「定説は覆るために存在する」といった人がいます。欧米では「がんの治療には免疫療法は無効である」ということが定説でした。がんの治療は外科手術、放射線治療、抗がん剤による化学療法は有効であるが、免疫療法は長らく認められておらず、蚊帳の外の状態だったのです。そんな中で日本では、丸山ワクチンやOK―432（ピシバニール）、クレスチンといった薬が昭和40年代から50年代まで幅広く使用されていました。しかし腫瘍を小さくしたり、寿命が延びたりすることには無効であるとされて現在に至っています。

ところが今回、本庶佑京都大特別教授が免疫治療に道を開いたことでノーベル医学生理学賞を受賞され、その報道で日本中に興奮が沸き上がっています。「定説がみごとに覆った事例」をわれわれは目のあたりにしています。

私は、1974(昭和49)年に医学部を卒業して、医局に入局しました。研究は基礎の人がするもので、自分は臨床家。研究は自分たちの範囲外の世界と思っていました。

ところが、研修の2年目に研究心に富んだ新教授が着任されました。その初めてのあいさつを忘れることができません。「患者さんを診て新しいことを見つければ、できるだけ形(論文)にしなさい。それも日本語での論文より世界の人の目に触れる英語の論文を書きなさい。同じ英語の論文でも審査の厳しい、質の高い雑誌に載せるように努力しなさい」というものでした。

臨床の技を磨き、腕のいい医者になるのが夢とばかり思っていた私は、そもそも、論文に序列があり、英文にすると価値が上がるとは夢にも思いませんでした。教授はその話を医局員の前で、十数年間にわたり、繰り返し繰り返し力説され、定年まで信念のごとく語ってやまれることはありませんでした。当時よその大学の先生に聞いても「英語の論文ファースト」という教授は全くと言っていいほど、いませんでした。今もってその言葉を励みにして、開業しても論文を追っかけている先生を私は知っています。かくいう私も夜なべ仕事に論文を書く元気はなくても、その研究心だけはまだ尾底骨に残っています。

さて、今回の本庶京都大特別教授の数々の金言のなかで一番感銘したのは「サイエンスやネイチャーといった超一流といわれる雑誌の論文も疑ってかかるべきで決して信じてはいけない。10年もたてば残るのはわずかで、自分の頭で、自分の目で確かかどうか確認すべきである。自分はずっとそうしてきた」という重い言葉でした。

（2018年10月16日掲載）

サンフランシスコのチャイナタウン

東京・浜松町のポルフィリン症クリニックに通い始めて2年4カ月になります。東京に月1回通って専門クリニックを開設して、全国の患者さんを診察したいと思いました。診療所が決まるまでは難航しました。患者さんが全国でも数千人と推測される希少疾患で、果たしてどれだけの患者さんが集まってこられるのか見当がつきません。さらに東京往復と1泊して帰る費用を病院に負担してもらうのは、リスクの高い冒険です。2、3の病院をあたったところ、体よく断られて暗礁に乗りあげてしまいました。

ところが、開設する日にちは決まっていましたので、飛行機の早割も使えるし、すべての費用は自分持ちでしますからと交渉したところ、急に話が前に進みました。ポルフィリン症の特効薬を輸入販売している会社の診療所が浜松町に移転して、その場所を月に1回、第4金曜日に、朝から夕方まで確保させてもらうことができました。

患者さんは関東の埼玉、茨城、千葉、神奈川はもちろんのこと、名古屋周辺、東北の仙台あたりからも集まって来られるようになりました。昨今の観光ブームで中国からも2人の患者さんが来院されました。1人は腹痛で外科手術をして、内臓を誤って切除された患者さんでした。また、日本人の患者さんで外国で腹痛発作が起こり、成田から病院まで救急車で搬送するのに一役買ったこともありました。

ところが、思わぬ展開が待っていました。アメリカで開発された注射薬の研究が進んで、今年の春から世界18カ国の共同治験として承認され、患者さんを90人近く選んで研究がスタートすることになったのです。日本からも5人くらいを目標に選定作業を進め、3人の患者さんが研究治験に入って月に1回の注射が始まりました。

昨年の夏はシンガポールで会合があって参加を見合わせたのですが、今回は「霧の都サンフランシスコ」でアメリカ肝臓学会の前日に、ポルフィリン症の研究者が集まっての会合が開催されるので、参加してみないかと招待状が舞い込みました。

パスポートの作成やら、日本の患者さんの紹介を30分くらい英語で発表することなど、ぎりぎりまで忙しい目をしましたが、11月7日に成田からサンフランシスコへ行き、8日の会合が済むと、とんぼ帰りで、9日朝の飛行機で帰国しました。1954（昭和29）年にリリースされた渡辺はま子さんの名曲「サンフランシスコのチャイナタウン」は世界一の中華街になっていて、歌詞にある「花やさし霧の町　チャイナタウンの恋の夜」の雰囲気も堪能し帰りました。

（2018年11月20日掲載）

談論風発

2015（平成27）年5月31日～2017（平成29）年8月20日
山陰中央新報掲載

携帯・スマホ時代に思う／無いと不安　便利さの代償？

携帯やスマートフォン（スマホ）は生活には無くてはならないものになってい
て、その有難さや有用性は生活の中にすっかり溶け込んでいる。最近そのことを
実感する体験をした。

今年のゴールデンウィークに親戚の結婚式があり、上京することになった。主治医になっている患者さんの容体が急変することがあるので、留守にするときは当直の先生に依頼しておく必要がある。

これが結構気を使う作業で、お願いするのは気兼ねが多く大変である。今回は患者さんの症状が比較的落ち着いていると判断し、当直の先生に任せて出かけることにした。

空港に着いて、身の周りを調べてみると、携帯電話が無いことに気がついた。時間は迫るし、引き返すわけにもいかず、そのまま飛行機に乗り込んだ。

東京に着いてから調べるが、どこにもない。そういえば自宅の枕元に充電しながら眠ったことを思い出した。ショップに駆け込んで「レンタカーのような、数日間の携帯レンタルはないですか」と、相談したが、「そんな制度はない」とのこと。新しい携帯を買うわけにもいかず、あきらめて別の対策を練った。

連休中の出張は、携帯があるからこそ東京まで可能であったのである。まず掛かってきそうな、関係する病院と二つの施設に、女房の携帯番号を連絡し直した。急変時の対応は当直医師にお任せだが、こまごまとして主治医にしかできない指示を求める電話が次々とかかってくる。

いつもなら東京での行動パターンは家族とは異なることもあるが、今回はこちらが携帯を持つ家族についていくか、携帯を貸していただくしか方法はない。

恐る恐る「携帯を貸していただけないでしょうか」とお願いしたが、「忘れた者に責任があるのだから、自分の行動を我慢して家族に合わせるしかない」との一言で退けられた。

すべて買い物も見物も家族につき従って歩くことにしたが、渋谷や新宿、六本木などの人混みの中で、足早に歩く家族を見失わないようについていくことが最も辛い作業であった。

さて、結婚式の当日、披露宴が大体終わった頃を見計らって、予定より1便早く、1人で空港から帰ることにした。携帯は、持ち主と共にもう数日東京に残ることになったので、お別れである。

空白の2時間が出来ることを病院へ連絡し、空港の乗り降りの際には東京の携帯へ電話して、病院からの連絡の有無を確認した。空港から自宅へ帰って携帯を手にしたときの嬉しかったことはいうまでもない。すっかり、安らぎを取り戻した。これが現代の便利さの代償なのか。連絡がとれず、浦島太郎にならなくてよかったと一安心した。

たまたま、帰りの機内で聞いた落語は、立川志の輔師匠の新作で、講演に行く予定が大雪で変更になり、雪の中を車で走る途中、スマホを雪の中に紛失してしまう話であった。結局、スマホは暗闇の雪の中から出て来るのであるが、他人ごとではないと、聞き入ってしまった。

便利な携帯もスマホも、手に入れてしまったものは後には戻らない。便利さと注意力は、うらはらであると思い知った数日間であった。

（2015年5月31日掲載）

主治医として体験する臨床現場／焦りは禁物　物事丁寧に

私は「臨床最前線」という言葉が好きである。盆や正月と同じで、きりっとした気分になるからである。テレビや映画でみる災害や、交通事故などで遭遇する救急室での世界をまず思い浮かべる人も多いと思う。

古い話だが、ベンケーシーという脳神経外科医のドラマをみて、医療の世界を志した人もいるはずだ。しかし、臨床最前線は救急医療だけではない。私は一般内科医として臨床の現場で仕事を再開して半年になる。主治医になることが臨床最前線にいることだと確信はしているが、とまどったり、違和感を抱いたりすることも多い。その体験談を述べてみたい。

まず、現場復帰は勉強である。「イヤーノート」という医学生の90％以上が買って国家試験対策のために勉強する本がある。その存在さえ、私は数年前まで全く知らなかったが、難病疾患の執筆を頼まれたので、数年前に書いたところ毎年、著者進呈で新しい本が送ってくるようになった。

これまでは、若い先生に右から左へとプレゼントしていたが、今年は何とか自分で食らいついていてイヤーノートをそばに置いて勉強することに決めた。この本は毎年更新されていくので、最前線の知識が得られると思って実行している。大海の中で水かきしているだけかもしれないが、最新の領域を勉強しているという気分に浸れるので、精神衛生上、ありがたいと思っている。

しかし、実践治療となると、話は別である。電子カルテを使いこなさなければいけない。電子カルテに慣れない医者には、クラークさんといって医師医療事務補助の人に、日常的にそばで手伝ってもらうシステムがあって、私も例に漏れず、専任の人がそばにいて助けてもらっている。

薬の処方はもちろん、次回診察の予約、検査の予約、紹介状の返事など多岐にわたるが、その場で落ち度なく、チェックしてもらえるのは、うれしい限りである。まだクラークさんなしで独り立ちはできていないのが現状である。

患者さんの入院が決まって、主治医として説明するときに最も戸惑いを覚えるのが、外来で急変事の対応をご家族と話す時である。

私は医療現場は言葉が大切だと、いつも自分に言い聞かせているが、人の話がゆっくり聞けない性格である。「急変時にどうされますか」と質問したところ、「病院だからすべてできることはしてください。挿管して心臓マッサージもお願いします。胃ろうも当然つくってください」と返事されて二の句がつげなかった体験がある。

ご高齢で、患者さんのご家族がそう言われるのも、もっともだと得心した体験がある。しかし、患者さんには何が起こるか分からない世界なので、対応策はあらかじめ決めておいてという、今時の病棟の看護師さんたちの気持ちも理解しているつもりである。また、肝炎の患者さんの説明で、インターフェロンに代わる内服薬の治療説明がうまくいかず暗礁に乗り上げた。1カ月でも早く治療開始しようという気の焦りで、ゆっくりご家族と話すことを怠ったためである。

そういえば正月に知人からもらった「上手より、丁寧に」という年賀状があることを思い出した。「気の焦り」は性格でもあるが、迅速さや上手さよりも、物事を丁寧にしましょうという年賀状で、机の前にはって座右の銘にして自分に言い聞かせている毎日である。

（2015年10月25日掲載）

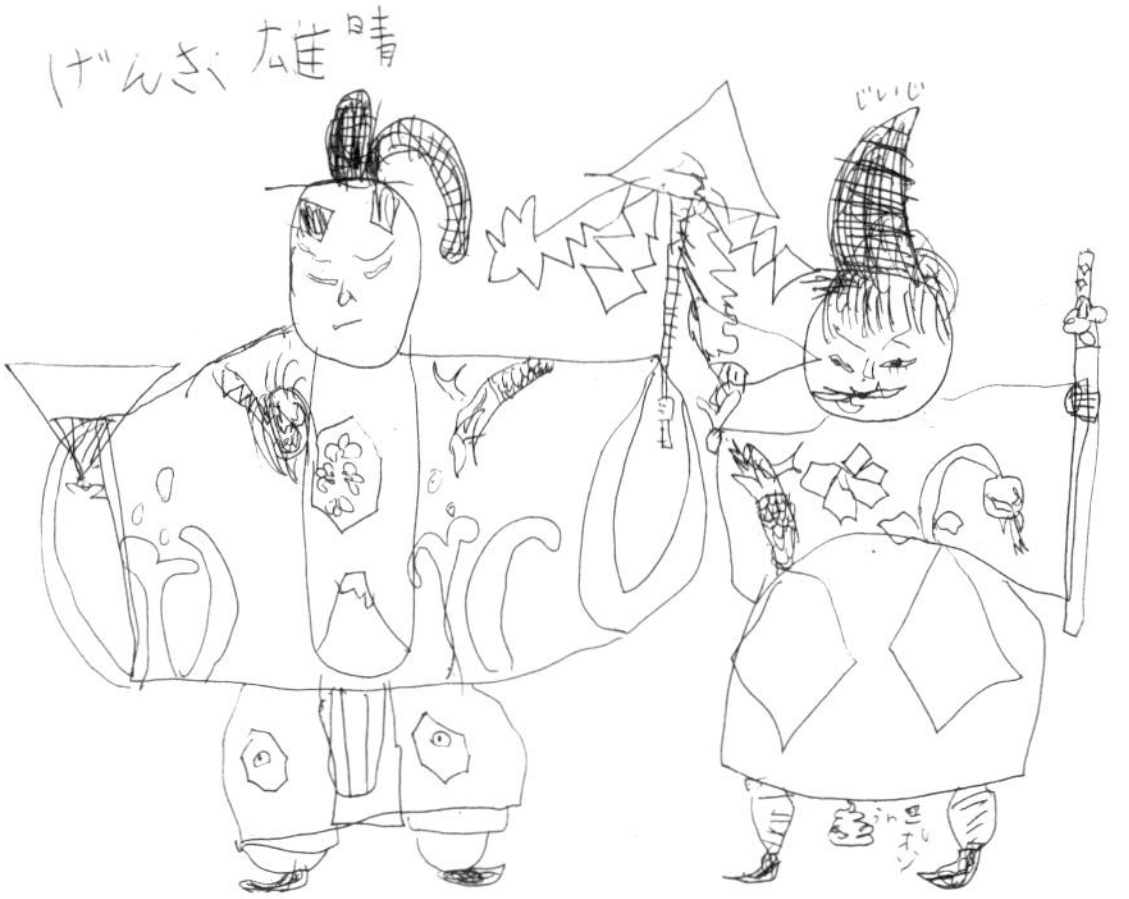

現代医学の恩恵を享受する／早期の診断・治療が大切

私が自分の健康診断に目覚めたのは50歳のころからである。ギリシャ神話に「運命の神は前髪しかない」という逸話があり、少ないチャンスはつかんで、放すなという教えだと理解している。

その教えは、病気に限らないが、入院が短期間で終了し、仕事に支障をきたすことなく日常生活に復帰できたのは、現代医学の進歩の恩恵だと強く感じている。自分の体験談を参考にしてもらえればと思う。

大学病院に勤務していた50歳当時、健康に自信があったので、毎年の胸のレントゲン写真による結核検査以外は検査を受ける気分にならなかった。

ただ、50歳の誕生日を迎えたころから便秘したり、軟便になったり、便が細くなったりしたので、大腸検査を中心にした検診を受けることにした。大腸検査は術前処置が必要で、1800ミリリットルの下剤を飲む必要があり、検査に時間を取られるので仕事は休む必要がある。人間ドックのために年休を取ったのも、恥ずかしながら初めてであった。

ちなみに胃カメラは朝食さえ抜けば、勤務しながらでも、朝のうちに検査が終了するので、仕事にほとんど差し支えない。自分の勤務する病院は何となく嫌だったので、近くの病院で大腸検査をオプションに付けてもらうことにした。その結果、大腸に直径10ミリ前後のポリープが4個見つかり、入院と開腹をせず、日帰りで全て内視鏡で切除してもらえた。

その成功体験から私は、患者さんが無症状でも大腸がんの家族歴があったり、胃や胆嚢《たんのう》にポリープのある患者さんには、積極的に検診を勧めている。何人もの大腸がんを見つけて切除に結び付けることができたと自負している。

二つ目は60歳を超えたころ、血尿と下腹部痛で苦しんだ。診断は尿管結石。コンピューター断層撮影装置（CT）検査すると腎臓でできた石が尿管から膀胱《ぼうこう》へ移動して、痛みが出て、排泄《はいせつ》まで3カ月間も苦しむ結果となった。新幹線で下車しようと思ったことさえある。

同じころ、同じ石でも無症状ではあったが、直径2センチ弱の胆石が見つかった。外科的治療するかどうか半年くらい悩んだものだ。これまで、外来で無症状の胆石の患者さんには「様子を見ましょう」と言って先送りが多かったが「この石は胆嚢の首根っこに挟まる可能性があります。旅行中に胆石発作が発生すると大変です。自分だったら絶対切除しますね」と、外科の先生に背中を押されたので、数年前のクリスマスイブに入院を決断した。

内視鏡手術で5日間の入院で済み、仕事納めにあいさつして新年を迎えることができた。胆石や腎臓結石があると、敗血症で全身の血液に細菌が回り、生命の危機をきたすことがある。無視できない疾患であるため、開腹しないで、胆嚢と一緒に胆石も切除してもらい、正解だったと今でも確信している。
　これら疾患の手術体験で内視鏡による現代医学の進歩の恩恵を受けたと強く感じている。私は自分の身は自分で守るという観点から検診は有用であり、ぜひとも現代医学の恩恵を享受されますように、と患者さんに勧めている。早期診断早期治療が最も大切であり、その対策は「前髪をしっかりとつかむことである」と強調したい。

（2016年2月21日掲載）

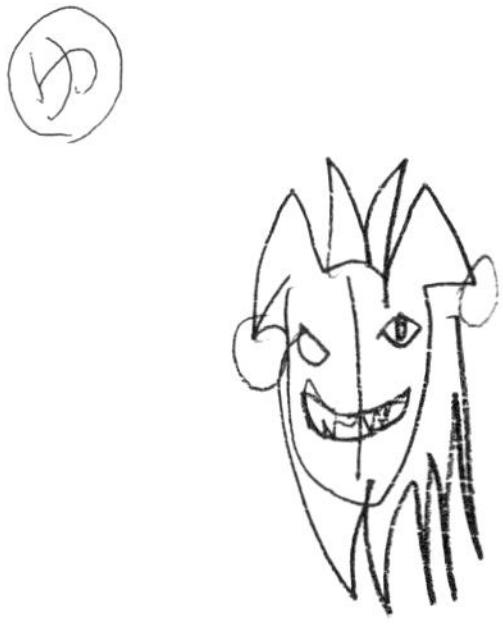

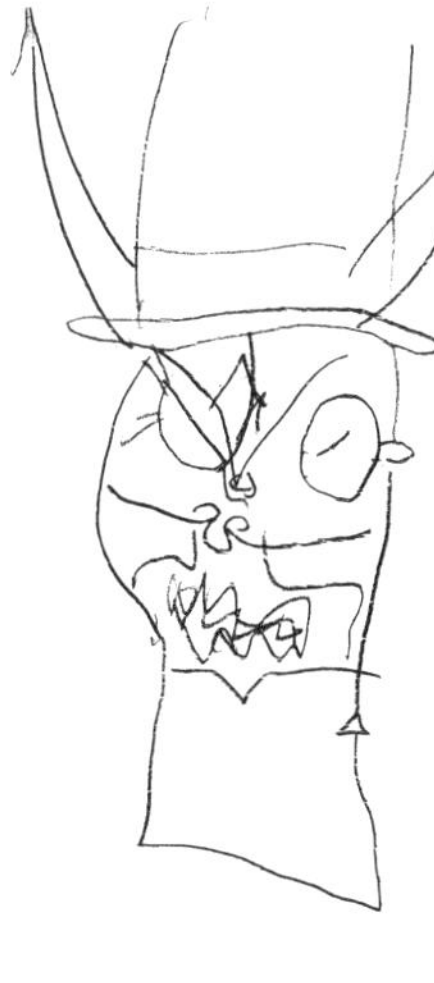

電子カルテ時代について思う／入院指示以前より簡潔に

電子カルテが導入されて10年以上がたった。今や電子カルテ全盛時代である。患者さんから「外来で先生が目や顔を見ず、電子カルテをにらんで診察するので不満である」という声をよく聞く。

言われてみればその通りである。いったんできてしまったものは、元に戻らないが、そういう患者さんの声は聞こえても、医者側から電子カルテ時代の便利さや足りないものに関する意見はあまり聞こえてこないので、日頃の感想を紹介したい。

私も臨床現場に復帰して主治医になって1年がたった。電子カルテ導入時に「電子機器に強くないけれども適応していけるだろうか」と悩んだ人が多かったと思う。かくいう私もそうだった。しかし、案ずるよりも産むが易《やす》しである。その場で看護師さんに聞いたり、薬剤部に電話したりして、最低限度の自分の責任範囲は何とか、こなせるようになったつもりで毎日やっている。

紙カルテの時代より良くなったのは、患者さんの入院指示が簡単に出せるようになったことである。1日に3人も入院があると、紙カルテ時代の指示は大変だったが、電子カルテだと5人でも10人でもクリックするだけで、短い時間で指示が済んでしまう。

さらにありがたいのは、患者さんへの薬の内服や点滴の指示が重なったり、間違ったりすると、チーム医療のおかげで、薬剤師さんや看護師さんからすぐさま指摘してもらえる。このため、医療事故が未然に防げるのも大事な点である。

一方、電子カルテ時代になっても、四苦八苦しているのは、多くの病歴を持つ患者さんの紹介状作成である。

受験生の時に「次の文章を読んで大意を200字以内にまとめよ」という国語

の問題があった。私は最近まで、その考えに立ち、簡単な紹介状を書くことが大事で、むしろモットーにしてきた。しかし、最近になり「もう少し紹介先の医者に理解できるよう、詳しい紹介状を作成してほしい。先生の患者さんを把握するのに電子カルテのあちこちを探して1時間かかりました」と言われた。大いに反省した次第である。かいつまんでまとめることばかりやってきたので、我慢強く対応して作成しなければ、とせっかちな自分に言い聞かせている。

さらに電子カルテ時代に重要性が増しているのは、患者さんへの病状説明と同意（インフォームドコンセント）である。遠方の患者さんのご家族との面談で日程調整に腐心することもあるが、できるだけ前倒しして、短時間でも時間をつくって会うようにしている。

また、所望されなくても、できるだけデータは持ち帰っていただいている。医療用語は難しいので、簡単なグラフにしたり、絵に描いたりすると患者さんがご家族に説明できるのではないかと思ってである。
ロボットが将来、人間から仕事を奪うのではないかという声が聞かれるようになった。しかし、ロボットが医療現場に入ってきても、紹介状やインフォームドコンセントは最後まで人間の業務として残るのではないか、と内心ほくそえんで仕事に励んでいる毎日である。

（2016年6月12日掲載）

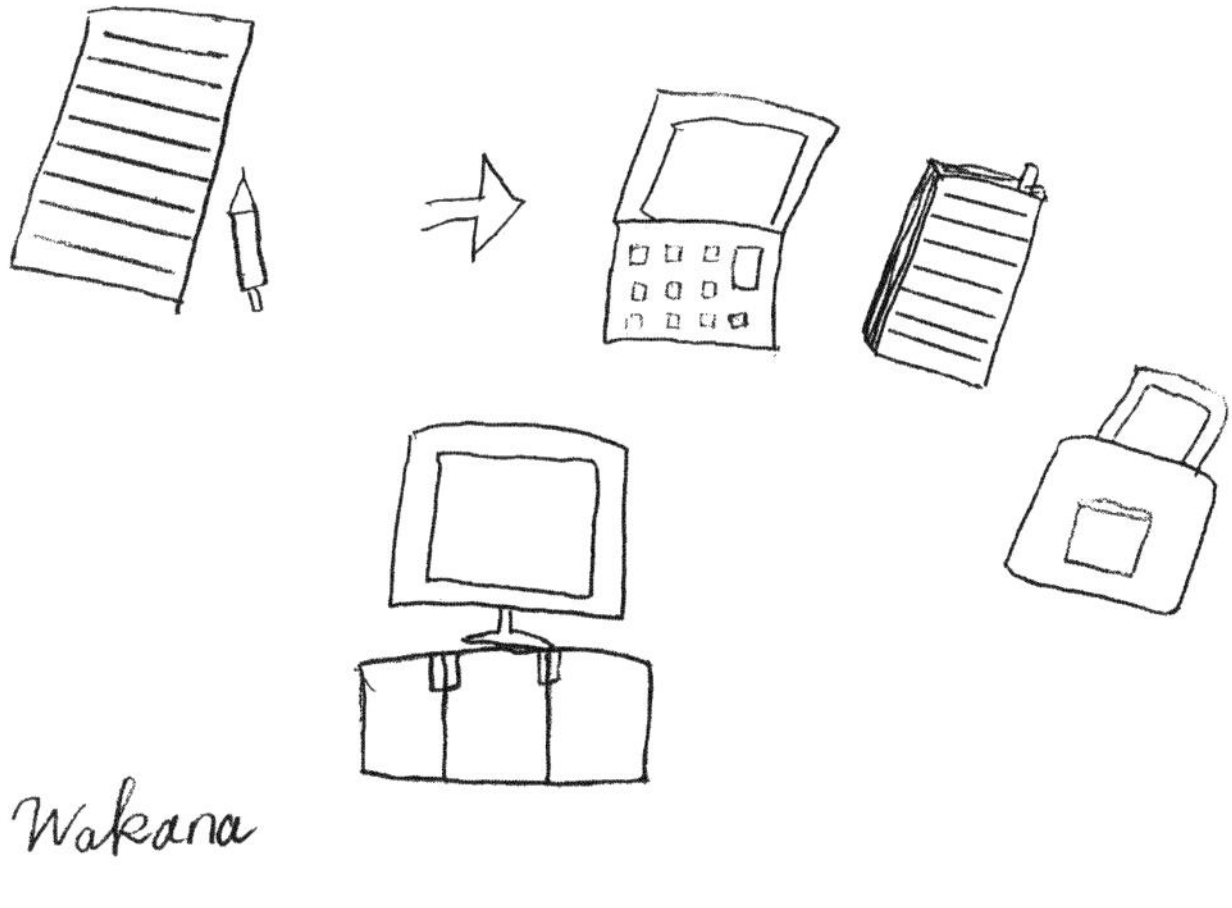

人間ドックの診察で思うこと／人を動かす言葉の強さ

たばこや酒や食事などの問題を抱え、人間ドックを受診される熱心な患者さんが年齢を問わず存在する。

私は患者さんから何かいい話が聞けないものかと鵜《う》の目鷹《たか》の目で診察している。自分に役立てることができそうな、今後の外来や生活に役立つ情報を聞き出せないかと思ってである。

実際、肥満でメタボ症候群の患者さんに、病気が進行しないように「運動して食事に気をつけてください」と二言三言いっても、あまり効果が上がらないことは経験上、百も承知だからである。

「論語読みの論語知らず」や「知って行わざるは未《いま》だもって知らざるなり」という言葉は、「分かっちゃいるけどやめられない」という、たばこや酒、食事の生活習慣から脱する難しさを表現している。過ぎると良くないことだと分かっていても、できないもどかしさ。生活習慣を変えましょう、と口で言っても実効性が上がるかどうかは、はなはだ疑問である。

そのような患者さんたちが、どんな動機やきっかけでたばこやアルコール、食事をコントロールできるかどうかは興味ある問題である。これまで私が体験した参考となりそうな体験例を述べてみたい。

40代後半の肥満で、高血圧、糖尿病のある患者さん。たばことアルコールはやめられたが、体重が減らず、メタボ症候群から離脱できないでいた。睡眠時無呼吸症候群の検査をして、毎日マスクを着けて寝てもらい、血圧や糖尿病に対する効果を上げることができた。いびきや無呼吸予防のマスクは、何よりメタボ症候群の予防になり、睡眠不足が解消されたと聞いている。メタボの方に全てこの検査を勧めている。

70代後半のヘビースモーカーで、元教授の呼吸器科専門医師。10年ぶりに宴席でご一緒した。現役時代は1日40本以上、喫煙していた方である。退職後、全く喫煙されていないので、どうしてやめられたのか聞いてみた。

「夏休みに息子の嫁と孫が里帰りした。嫁に『お父さま、孫の体に良くないので吸うのをやめていただけませんか』と言ってきたので、その日から50年以上吸ってきたたばこをスパッとやめた。今は釣りにはまっている」というご返事だった。お嫁さんの言葉は強いということか。

30年以上、1日当たり日本酒3合～5合飲んでいる60代男性。アルコールは百薬の長であり、適量（日本酒1合以下）なら血圧低下などの効用もあることが知られている。

しかし、最近の研究で、飲酒は夜中に早く目が覚めるなど睡眠障害の原因と言われている。数年前、米国の教科書にアルコールに関する記載を見て驚いた。

「酒の飲み過ぎはいかなる社会的階層にかかわらず、寿命が10年短くなる」と書かれているではないか。この患者さんにはアルコール性肝臓病や膵臓《すいぞう》病だけでなく、脳の動脈硬化や肺疾患、交通事故やそううつ病発症などのリスクを説明して、1日1合以内に減らしてもらった。

この原稿をまとめ終わった朝、テレビ番組で「この年でやめてどうする酒たばこ」という川柳を目にした。酒やたばこをこよなく愛する方々にとっては、味方のような句ではある。

一方、当院でも院内喫煙の事実が判明し、医療従事者として禁煙に対する認識が足りなかったこと、また法令順守ができなかったことを深く反省している。今回の出来事をきっかけにして、病院全体の禁煙意識が進むよう願っている。

（2016年12月18日掲載）

十五の春の教訓／先輩への思いやり知る

桜の季節が終わり、5月の若葉の萌《も》え出る希望にあふれる季節になった。「十五で姐《ねえ》やは嫁に行き」とか「十五の春は泣かせない」という言葉がある。もう半世紀も前になるが、私の十五の春の教訓について述べてみたい。

私は15歳の春、高校のバスケット部の門をたたいた。入部式で顧問の先生のあいさつは「先輩の後輩に対する思いやりは大事だが、後輩の先輩に対する思いやりも大事である。先輩が口に出せないことに気を利かせ、してあげるのが後輩の務めである」という内容であった。

後輩が先輩を思いやるとは想定外で、いたく感銘した。自分が70歳近くになっても使えるとは当時思わなかった。その後、この言葉は私が本を選び、人生を生きていく上の処世訓としてバックボーンとなって今日に至っている。

昭和の高度成長期に重なった学生生活は、学園紛争が盛んで、ゆっくり机に座って勉強する雰囲気とは縁遠かった。勉強よりクラブ活動やアルバイトで忙しかったが、世の中は文学全盛時代で多くの有名作家輩出の気分が満喫できた。特に三島由紀夫の文武両道の格好良さにひかれて、ファンになって愛読した。その一冊が葉隠入門（新潮社）である。

葉隠武士道は佐賀藩の山本常朝の作で「武士道とは死ぬことと見つけたり」とか「恋の至極は忍ぶ恋と見立て候。打ち明けてからは恋の丈は低し」などで有名だ。しかし、三島流葉隠入門ではまた別の言葉を取り上げていて「男の世界は思いやりの世界である。男の社会的能力は思いやりである。武士道の世界は緻密な人間関係の思いやりで支えられていた」と喝破している。面白い表現だとこれまた感心して枕元に置いて愛読した。

1972年に田中角栄氏が首相に選出され、日本列島改造論や自民党総裁選の過熱ぶり、日中国交回復などが世の中をにぎわした。私は74年に内科医局に入局したので、医局長時代に人間関係で暗礁に乗り上げて、わらをもつかむ思いで読みふけったのは自民党戦国史（伊藤昌哉著・朝日ソノラマ社）であった。

伊藤氏は池田勇人首相の秘書官を務めた政治評論家である。後に大平正芳氏の相談役として永田町の様子を自分の信仰している宗教的感覚を取り入れ、政治の世界の裏表を書いてあって興味深く愛読した。

私が思う伊藤氏の圧巻の解説は、87年に中曽根康弘首相が、後継候補である宮沢喜一、安倍晋太郎、竹下登の各氏の中で、なぜ郷土の竹下登氏が指名されたのかだった。

伊藤氏の推論は、指名の前に竹下氏は二人きりで中曽根首相に面会し、中曽根総理の胸の内を忖度《そんたく》し、おもんぱかって何事かを提案した結果、総裁を勝ち取ったとされる一節がある。まるでその場に居合わせたような描写で、人間心理学の教科書だと思った記憶がある。
最近、普段忘れ去れていたような「忖度」という言葉が注目され、今年の流行語大賞に選ばれそうな勢いである。忖度も詰まる所は人間関係における思いやりである。忖度から、十五の春に学んだ高校の先生の『後輩の先輩に対する思いやり』を思い出した。思いやりも「過ぎたるは猶《なお》及ばざるが如《ごと》し」だなという感想を持って半世紀前の思い出を書かせていただいた。

（2017年4月23日掲載）

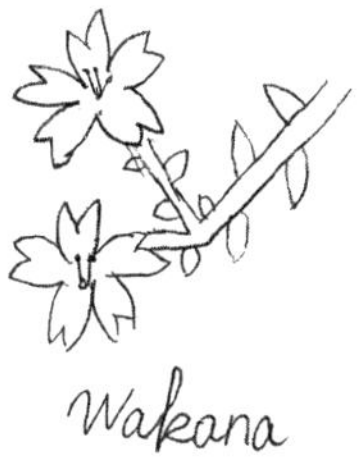

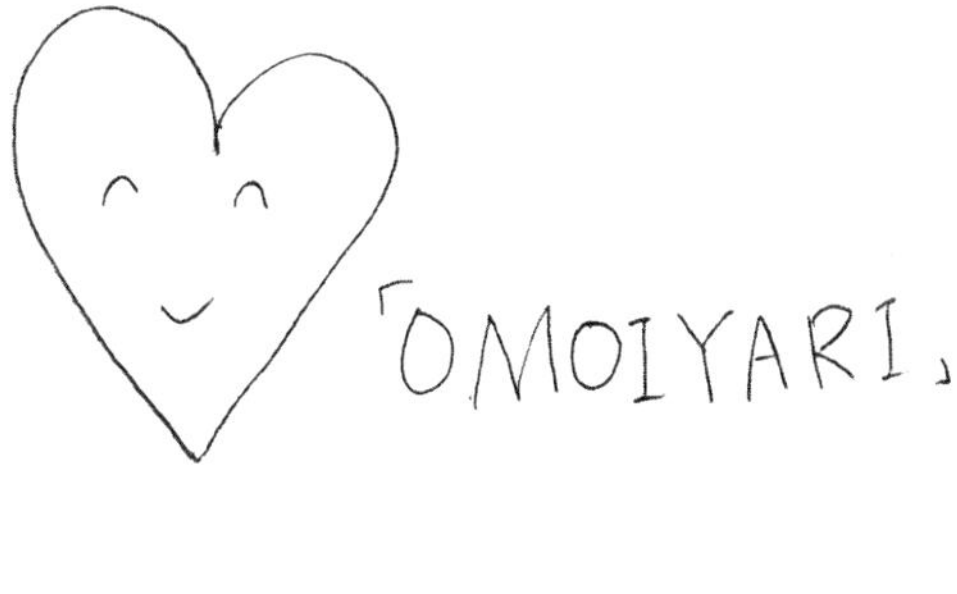

講演で学ぶ歌の文化の力／医療に薫り取り入れる

「医療は文化のために存在する」とか「医療は文化に従う」という言葉を気に入って使っている。文化は多彩で食事、スポーツ、旅行、読書などが挙げられ、歌や安来節や浪曲も立派な文化である。

医療の世界はアルコールや薬のにおいがして、文化はオーデコロンのような気分がする。医療に文化の薫りを少しでも取り入れることは大切であると心掛けているが、つい忘れがちである。私の歌との付き合いや、その効用について体験談を述べてみたい。

中世の日本にヨーロッパから派遣された宣教師は、日本人が町じゅうのどこでも鼻歌を口ずさみ、元気で明るく振る舞っている様子を驚嘆の念をもって、本国に報告したという話を聞いたことがある。

私も倣ったわけではないが、駅のプラットホームで鼻歌を歌っていたようで、ご近所の奥さんに見つけられて家人に通告された。「公衆の面前で鼻歌はやめるように」と厳しく注意を受けた覚えがある。外来でカラオケ好きな患者さんから「年末の市民文化大会でカラオケを歌うのが生きがいです。デュエットで出ましょう」と誘われることも時々ある。

私が初めて講演の中で歌い始めたのは2001年秋、鳥取県内で2000年の西部地震の体験談を語った時である。

「ヒーローと遊ぶと元気が出る。戦前にあって戦後にないものは英雄豪傑で、戦後は英雄豪傑の代わりに歌手や映画スターがヒーローになった」と話したところ「講演で歌ってはいけないという法律はどこにもない」と気付き、田端義夫、岡晴夫、春日八郎、三橋美智也、美空ひばりの歌をメドレーで歌ったのが初めてである。この講演での発見は、その後に大きな意味を持った。

ちょうどその10年前から、広澤虎造のレコード全集16巻を通勤途中で聴き、気に入った文句は頭に入っていた。講演の中で一塊の文句を入れると「歌とはまた違った吸引力がある」ことを知った。

極め付きは「カチューシャの歌」を病院玄関であったクリスマス会で歌ったことが新聞に出た翌週、浜田市金城町と益田市から講演依頼があった。先月も東京都内の講演会で「カチューシャかわいや別れのつらさ、せめてまた逢《あ》うそれまでは同じ姿で　ララ　いてたもれ」と歌ったところ、妙齢のご婦人からおひねりまでもらってしまった。

先週も島根大の医学生と施設見学で施設を訪問し、107歳の江津市最高齢の患者さんにインタビューして帰る前、利用者さん（施設ではこう呼ぶ）にあいさつし、久しぶりに歌わせていただいた。

美空ひばりの「港町十三番地」、島倉千代子の「りんどう峠」と広沢虎造の

「石松金比羅代参」を歌い、学生さんにも「何かアカペラで」と勧めたが、辞退されてしまった。次回を楽しみにしているところである。

一日が終わって家でテレビをつけたところ、美空ひばり生誕80周年特集をやっていた。没後もう30年近くたっても、この破格の人気ぶりはなぜだろうと考えて思いついた。「み」のつく場所には、神様が存在すると白川静先生の著書にある。宮、都、岬、道、港、水には確かに神様が存在し、美空ひばり、三波春夫、三橋美智也にも神様が存在するということを。歌には人を引きつける不思議な魅力があるようだ。

（2017年8月20日掲載）

人生１００年時代

海水効果を実体験する

今年も5月のなかば、神奈川県茅ケ崎市在住で江津市生まれの患者さんが、地元のお母さんの付き添いがてら外来受診されました。「湘南の海に近くていいですね」と尋ねたところ「山陰の日本海の海で育ったので、芋の子を洗うような海に入るには気が引けます」との答えでした。

そういわれてみれば病院から10キロしか離れていない、車を降りて海まで30《メートル》も歩けば海水にたどりつく「名勝黒松の海」に通うのは、ちっとも苦労ではないことに改めて気付きました。私なりの新発見です。

夕方、仕事を早めに片付け、水着と水を用意して車で15分かかる海に向かいます。今年もまだ海開きには2週間も間がある7月初め、少し肌寒い海に入りました。胸のあたりまで水に浸かり、沖合20《メートル》から陸に向かって泳ぎ始めて1時間全身運動で鍛えます。プールの水は飲めませんが、海水を少しは飲んだところで、今流行りの腸内細菌叢《そう》（腸内細菌の集まり）に良い影響があるだろうと思って、うがいを繰り返しています。

2週間くらい毎日のように暮れなずむ石見の海に通って、体調の変化を認めました。それは睡眠後のからだのホカホカ感覚で、掛け布団もいらないほどです。名にし負う、大田市・温泉津温泉の高温泉でも翌朝まで同様なホカホカ感をよく経験しますが、おそらく温泉津温泉は海水の影響が強いためではないかと思ったりします。

ネットで海水効果を調べてみると、古くから日本では海水は塩湯治として有名だったようです。欧米特にフランスでタラソ効果（海洋療法）として、海藻などを含めて代謝促進効果が認められ、温泉療法と似たように認知されているようです。温泉との違いは、温泉では血流が盛んになって皮膚が赤くなりますが、海水ではそんな変化はありません。

一般的に海水効果は、まず皮膚病に対する効果、冷水によって免疫力を高める効果、豊富なマグネシウムなどのミネラルによる皮膚の保湿効果などがあげられ、朝方までホカホカ感覚もその一環と思われます。

自分で体験した効果を付け加えると、平泳ぎで肩甲骨周辺の筋肉増強による肺炎予防効果、また腰痛軽減効果があげられそうです。

外来で、海に通って健康管理をしていると話をすると決まって「寒くないですか。盆明けからクラゲが出ると聞きますが、かまれませんでしたか。サメに襲われる心配はないですか」など聞かれますが、水温、クラゲ、サメ問題などの危険もクリアして、ひと夏3か月やってこられました。海洋国家日本は、防衛や漁獲問題が論議されていますが、海の水と親しむ意識が高まればいいなと外来で皆さんに勧めている毎日です。

ケーシー高峰さんの医事漫談に学ぶ

ケーシー高峰さんは今春85歳で亡くなられました。

私は平成16年6月に済生会江津総合病院長に着任し、7月から初めて病院玄関で15分のミニ講座を始めました。15分という時間に話す内容を黒板に書きながら、患者さんの顔もみないで早口で話すやり方で開始しました。病院の処方期間は2週間から、4週間ですから毎日同じ話をしても、聞く患者さんは違うだろうと計算していたのです。

ところが、ある日「先生、昨日とおなじ内容ですね。少し変えて貰えませんか」と言われて、冷や汗が背中にドーッと出た体験をしたことがあります。その時、ケーシー高峰さんの顔を思い出し、「寄席の漫談を勉強して、いわゆる間の取り方や笑いを誘う話術を教えてもらいたい」と思うようになりました。平成16

年からラジオの番組で録音した内容が10本くらい残っています。
ケーシーさんは、日本大学医学部を卒業して1年間インターンをしたという話なので、国家試験を受けるところまで医学を勉強して、Uターンして芸人の世界に入って、50年以上にわたって独自の話術の世界を築き上げられたといえます。
医療の問題は皆さんとても興味を持たれますが、血圧ひとつとっても、説明するととても難しく骨が折れます。難しいことを易しく、易しいことを深く、深いことを面白く伝えて、笑いとユーモアで深刻な医療問題を身近に人に伝えるという難題に取り組んでこられたといえると思います
「ケーシーさん、あなたの話はどこからどこまでが本当ですか」というバカな質問をする人があると高座の中で笑っていっておられる場面がありますが、確かに質問する人の気持ちもわからないではありません。本当に切羽つまって聞いている瞬間があり、ストーンと話の落ちがあって大爆笑になり、ケーシーさんの後

で高座にあがる芸人さんはやりにくかったようです。

よく話の枕の部分で「私の母は93歳まで産婦人科の医者をしていた。私は5人兄弟の末子。母を思い出すと海にいって何回も大声でお母さーんと叫ぶと元気になります。産みの親」で笑いがどっときます。「私はめかぶと納豆を毎日食べてる。それらは毛根賦活《ふかつ》作用があっていつまでも黒い髪です。ほれ良子、黒いだろ。触ってみなさい。昨日染めた」でまたどっと爆笑です。

最近は、ネットで高座は何回でも見られるようになり、残っていますが、放送できない内容で没になったことも何度もあったとか。深刻な病気にまつわる話をもユーモアに包んで、笑いの世界で病人の気持ちを軽くさせる「舌耕《ぜっこう》名人」のご冥福をお祈ります。

歌之介 改め4代目三遊亭圓歌 襲名披露興行

浅草演芸ホールや東洋館を経営する東洋興業という会社の会長・松倉久幸さんは昭和10年生まれ。浅草芸能の生き字引です。

この度、渥美清さんやビートたけしさんなど芸能人の歴史や、小説家の永井荷風がフランス座に通いつめた話、東映フライヤーズの名投手でヤクルトの監督をされた土橋正幸さんと浅草野球チームで一緒に野球をしたことなどのエピソード満載の「起きたことは笑うしかない」という本（朝日新書）を上梓されました。

「笑いは人生の糧であり、戦後人々がなけなしの金をはたいて浅草に押し寄せたのは、食べ物と同じように笑いに飢えていたからであり、そのおかげで浅草が笑いのメッカになった」と述べておられます。

松倉会長さんとは平成23年5月30日、済生会100周年の記念式典が明治神宮であり、その翌日寄席に行き、玄関で呼び込みをしておられるときに偶然知り合い、お付き合いさせてもらっています。

平成31年4月25日の土曜日、たまたま浅草演芸ホールに出かけたところ、満員状態でNHK、TBS、フジ、日テレの花輪がずらり並んでいました。何事かと思っていたら、普段の寄席でなく4代目三遊亭圓歌師匠の襲名披露の会に居合わせるという幸運にめぐり合いました。

三遊亭歌之介さんの4代目圓歌襲名口上に並んだお歴々中で、落語協会・柳亭市馬会長の挨拶の後の鈴々舎馬風さんの挨拶が振るっていました。

「圓歌さんは、普段は薩摩焼酎を私の自宅に土産に持参してくれて可愛いところがある。彼が今回4代目圓歌を継いだのは、市馬会長や友人のお蔭でも何でもない。すべてこの私、馬風の尽力のお蔭であるので、よく心得ておくように」と、立錐の余地のない満員のファンの大喝采をあびる挨拶をされました。歌舞伎の口上でもテレビで見たりするかぎりでは、こんな型破りな口上は聞いたことはありません。さすが花のお江戸の粋な落語の世界だと感動しました。

そのあと、4代目圓歌師匠が坂本龍馬の話をメインにして、世相をぶった切っての25分のお披露目襲名高座が無事終わりました。3代目圓歌さんが、昔は歌奴と名乗っていて「山のあなあな、あなたもう寝ましょう」というフレーズで売れて、晩年は「中沢家の人々」と題して3組の身内のお年寄りの面倒をみる話で一世を風靡しました。浅草の笑いの話や高座の楽しみがまた増えて、私の浅草詣ではやまりそうにありません。

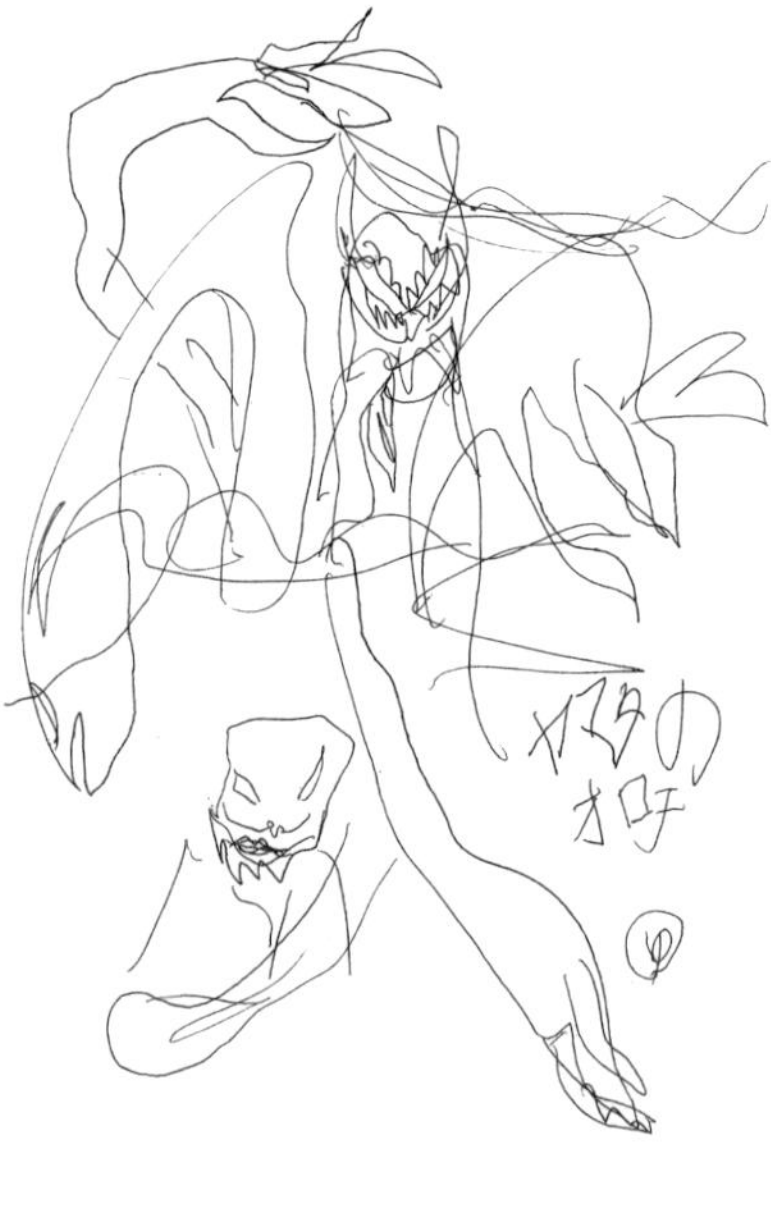

笑うゴルフに福来る―渋野日向子選手

世界の4大ゴルフ大会・2019年AIG全英女子オープンで、弱冠20歳の作陽高校（津山市）卒業の渋野日向子選手が初出場で初優勝。日本人女子では42年ぶりの優勝です。その快挙で、2カ月たった10月になっても、その余波は鎮まるどころか、ますます大きくなっています。

魅力的な笑顔と親しみやすい所作でゴルフファンのみならず、日本だけでなく世界のスポーツ界で注目されています。テレビやラジオなどマスコミからも引っ張りだこのようですが、まだ独占インタビューなどは実現していません。

私が大学医局時代に非常勤勤務していた、津山市の病院の院長先生に「何か興味深い話はありませんか」と聞いてみました。すると渋野選手が所属するRSK山陽放送が、全英オープン出場に向けて制作した30分のドキュメンタリー番組のビデオがあるとのこと。さっそくお願いして送ってもらいました。

その番組は、イギリスへ行く前の重たい気分や、行ってしまったあとの試合に向かってさっぱりした開き直った気分がよく出ている番組でした。

彗星のごとく現われた渋野選手です。メジャー優勝後の9月20、21、22日のデサント東海クラシックゴルフでは、2日目急にフジテレビが生中継。3日目に8打差を逆転しての優勝でした。私も、普段あまり買わないスポーツ新聞を3紙も買って「何か持ってる渋野選手」の記事を読みふけってしまいました。

私が毎週火曜日に通う柔道塾にいる20歳の青年は、作陽高校で渋野選手の1年後輩の柔道部の選手だったということで、話を聞くことが出来ました。「高校時代のエピソードは何か無いですか」と聞いたところ、「高校1年生から国体ゴルフで優勝して、当時から注目を浴びている存在でした」との返事でした。「自分はゴルフ部の人たちとも付き合っていたので、よく知っています」とのこと。

「先生、またエピソードを紹介します、晩飯でもおごって下さい」との思わせぶりな返事でした。

柔道やレスリング、野球の世界では、少しでも歯をみせようものなら、すぐ監督、コーチから「集中しなさい。ケガするぞ」と言われてしまいます。格闘技の世界でないとはいえ「笑うゴルフに福来たる」と表現したくなる渋野選手ですが、ヒーローやヒロイン渇望の現代に現れた救世主のように見えてしまいます。

巧まずして、スマイル（笑顔）を厳しい勝負の世界でふるまえたことは「渋野選手の大発見」です。何か持ってる渋野選手から目が離せない時代がしばらく続きそうです。

戦後野球少年のあこがれ金田正一選手に学ぶ

昭和を代表する大投手金田正一選手が２０１９年10月６日、急性胆管炎による敗血症で逝去されました。交友のあった昭和世代の石原裕次郎さんや美空ひばりさんに比べて、30年近くも長寿で86歳まで生きられました。

昭和から平成まで生き抜かれたのは、体を酷使するプロ野球で「水や食事を徹底して管理して、体にお金を投資するという考えを実践された賜物だ」という感想を私は持ちました。

食べるものがあれば贅沢をいわないという時代に、食べ物について一家言を持ち、それを毎日実行するのはとても新鮮な哲学に映ったのを覚えています。また、世の中に普及しない時代に実践され、金にいとめをつけず、キャンプ地へも直接野菜や魚や肉を取り寄せたという話は語り草です。

私が医学教育を受けた昭和40年代でも、栄養学はまったく医学の世界では取り入れられていませんでした。一体どこからその考えを金田選手は取り入れて実践されたのか、いまでも謎で、知りたいものです。

私は昭和30年、学校入学の頃「野球少年」という子供向け野球専門雑誌を親に頼んで取り寄せてもらい、むさぼり読みプロ野球の世界に夢膨らませました。「痛快ブック」、「少年」、「ぼくら」などと同時期に発刊されていましたが、野球少年は川上哲治の赤バット、大下弘の青バット、藤村富美男の物干し竿のように長いバットで、少年たちの野球への夢をいざなっていました。

その世界に、颯爽と背中に長刀を背負った佐々木小次郎のようなイメージで、キリンのように背高のっぽの金田正一選手が切り込んで来たのはまさに血肉躍る世界で、その勇姿を見てプロ野球を目指した人も多くいたはずです。

昭和33年、小学生4年の4月5日、立教大学から入団した長嶋茂雄と金田正一の対決の4打席4三振は、今でも語り草として野球史に残っています。私は、この4月5日と昭和34年6月25日の巨人―阪神天覧試合の長嶋、村山実の対決シーンの実況中継の物まねを学生時代の飲み会で披露するのが楽しみでした。

その後、金田や村山、江夏と長嶋の対決はプロ野球ファンを増やす起爆剤になったことは否定できません。昭和は遠くなりました。

健康長寿の番組花盛り―枕元にメモ帳

健康長寿に関わる新聞記事やテレビ、ラジオ番組が花盛りです。食事で健康にいいものは何か、血圧対策の方法、腰痛や肺炎予防、長寿の秘訣などのテーマの記事や番組があると、私は切り抜いてアルバムに貼ったり録音したりするようにしています。

寝ていて耳から入る情報は、枕元に広告の紙を措いて必ず単語を一つでも書き残すようにしています。そうしないと後で、思い出そうにも固有名詞がでてこないからです。目が覚めて、単語一つ書いてあると、後でスマホで調べたりするのに大変便利です。

10月14日体育の日、健康長寿のスペシャル番組がＮＨＫで放映されました。途中から見たのですが、見逃したら損だと思い、早速メモに落しました。

興味深かったのは、コーラスに参加する70歳代の男性グループ。「肩書よ、さようならの歌」まで作って、喉を鍛えて肺炎予防。80歳代の男性は55年連れ添った奥さんに先立たれて、今の趣味は料理。囲碁仲間を自宅に招いて食事を披露し、喜んでもらうのが何よりの楽しみ。90歳代の男性は30歳代に風邪で寝込んで、奥さんから「畳が腐るから嫌だ」と言われた言葉が大ショックで食事と運動に目覚めて、食事は20~30回もよく噛んで食べ、朝の散歩で1時間歩いたあとにラジオ体操をルーチンにこなす生活が紹介されていました。前向きに時間設定して、脳の活性化をはかり、ショッピングも幸福感を高めるのだとか。

最後に高血圧予防に役立つアメリカの食事（DASH：高血圧を予防する食事）と地中海の食事が紹介され、植物オイルの重要性が強調されていました。

枕元のメモは私が論文生活に明け暮れていたころ、何かひらめくことがあると、メモに書いて寝て覚めてみるとほとんど全てのアイデアが陳腐な物で、あまり論文に役にたたなかったことを思い出します。しかし、100思いつくといくつかは後々、論文で形になっていることがあり、布団の中の発想は馬鹿にはできないものだと思います。ノーベル化学賞を令和になって初めて受賞された旭化成名誉フェローの吉野彰さんは、アイデアは「ほわーっと思いつく」と述べておられます（山陰中央新2019年10月10日付）。空き時間が生んだ効果だそうで、ふとんの中は、リラックスできる空き時間にぴったりです。お茶の水大学名誉教授の藤原正彦さんが紹介されたインドの数学の天才学者ラマヌジャンは「ナマーギリ女神が舌に数式を書いてアイデアを運んでくれる」というのが口癖だったとか。長寿へ向けたアイデアも枕元だけでなく、どこにでもあるかもしれません。

受章祝賀会で浪花節―親友 魚谷純先生のこと

私の高校時代から半世紀以上の付き合いのある友人のお祝いの会がありました。米子市で眼科医開業の魚谷純先生からスピーチを頼まれました。鳥取県の医師会長としての活動の受章お祝いです。

2人は昭和39年（1964年）、東京オリンピックの年に高校に入学。同じ下宿の縁で知り合いました。私が奥出雲の飯石郡吉田村田井中学、魚谷君が隠岐郡西ノ島町浦郷中学出身。松江市の大橋と新大橋の間の山口整形外科病院の元入院施設が下宿で、世は高度成長時代の真っただ中。日立や東芝の大きなネオンサインが川面に映っており、田舎から松江という都会に出て生活しているという嬉しさと高揚感に包まれてのスタートでした。

その後、高校のバスケット部に入部。3年間高校で「坂の上の雲」を共に目指しました。しかし汗を流したバスケットでは当時、全国でも有数の強豪松江工業高校や三刀屋高校に破れ、インターハイには行けず「坂の上の雲」に手が届かず挫折。一方、一浪して医学部を目指して浪人生活を1年間母校の補習科で行い、医学部には入学して「坂の上の雲」に手が届きました。しかし、付き合はまだ続行し、2人で医学部のバスケット部に入部して2回全国優勝してバスケット三昧の生活を過ごしました。授業より、学園紛争やクラブ活動に翻弄される生活でした。

さて、スピーチです。結婚式のように「新郎は優秀な成績で卒業され云々」のような話は、学問上お互いに酒の露ほども思いつかないので、何をしゃべろーか悩みに悩み、枕元にメモ用紙をおいて布団の中で2週間考えました。そこでたどり着いたのが以下の話です。

三つの話をしました。

一つ目は控えめで気配り、思いやりに長けており、それはあたかも、魚谷くんのお父さんがいつもご自慢であった「松江中学の同じ寮で寝泊まりした仲」の竹下登元首相のようです。二つ目は、私は彼が50年間一度も酒に酔ったところを見たことがありません。森の石松のような不始末は聞いたこともありません。三つ目は、飲み会で最後のお開きになると勘定場に真っ先にとんでいき、必ず先に済ませてしまう田中角栄さんのような気配りがあり、私はその恩恵をいまだもって被っています。

今日は沢山の皆さんの前で、カラオケのない時代からやっている芸を披露して終わります。魚谷君は相撲甚句や石原裕次郎、フランク永井が得意です。私は三橋美智也、島倉千代子、小西徳郎の野球解説と浪花節が十八番です。「お茶の香りの東海道、清水一家の名物男。遠州森の石松は素面《しらふ》のときはよいけれど、お酒飲んだら乱暴者よ。ケンカ早いが玉に傷、バカは死ななきゃ治らない」と、一節うなってお祝いの挨拶に替えました。日本医師会の横倉義武会長さんまでお越しの竜宮城のような一夜でした。

畏友　堀江　裕　君

～「診察室へお入り下さい　第五巻」発刊に寄せて～

魚谷眼科医院（米子市）　魚谷　純
（前鳥取県医師会長）

随想集「診察室へお入り下さい　第五巻」の出版にあたり、著者の堀江裕君からあとがきの執筆を依頼された。彼とは15歳の時からの付き合いなので、お互いを先生と呼ぶのは面映ゆく、あえて「君」で呼ぶのをお許し願いたい。

これまでも「高校時代からの友人」として何度か私のことを書いて頂いているが、今回は、1章を私の叙勲受章祝賀会に割いてくれた。その中で彼も書いているように、2人が初めて出会ったのは、松江北高校に入学した時の最初の下宿である。お互い、山と海の違いはあっても田舎育ちの坊主頭、将来は医学部進学を目指し、中学時代はバスケット部であったという共通点があり、クラスは隣同士であったが、たちまち意気投合した。私は僅か2週間でその下宿を変わり、夏休みに3軒目の下宿に落ち着くのだが、彼は我慢強くその下宿で1年間を過ごしていた。私の3軒目の下宿は、当時50歳代の戦争未亡人の小母さんがご主人で、美味しい食事を作ってくれて、洗濯もしてくれて、この上なく居心地の良い下宿であった。そこで、2年生になる時にたまたま部屋に空きが出たので、彼を呼び寄せた。こうして、浪人時代も含めて3年間、クラスも部活も一緒、同じ屋根の下で暮らし、食事は勿論、風呂も一緒に入るという類稀な付き合いが始まった。(因みに、この時にお世話になった下宿の小母さんとは、百歳を超えられた今でも年賀状のやり取りを続けている)。

大学くらいは別のところに進学しようと、2人とも別の医学部を受験したのだが、現役の時には2人揃って討死、出来て2年目の松江北高補習科に通い、結局、同じ鳥取大学医学部へ進学することになった。以来今日まで、結婚してからも、時にはお互いの家に泊まり合う関係が続いている。

高校入学直後の連休前（4月28日だと思う）、当時の松江北高の伝統行事である宍道湖一周マラソン（約57㎞）で、彼は1年生のトップでゴールした。当時、一見ひ弱な細身であった彼のどこにそのようなエネルギーが潜んでいたのか不思議であったが、強靭な肉体は天賦の才であったようだ。大いに自慢できる経歴だと思うのに、彼は今日に至るまで、このことをあまり自慢にしたことがなく、多くの随想の中でもあまり触れてないように思う。彼の控えめな性格が表れている。私にとって、もう一つの堀江君の原点は、夜な夜な部活に疲れた体に鞭打って机に向かっていた姿である。後年彼は「坂の上の雲」と表現しているが、目標に向かってひたむきに努力する彼の姿が焼き付いているだけに、何があっても彼への信頼が覆ることはない。

バスケットにおいては、恵まれた柔軟性を活かしたある意味変則的なプレーヤーであった。高校生の頃から「ノー　ルック　パス」は得意であったし、どうして入るのか分からないような姿勢からでもシュートを決める能力があった。敵から見れば「何で入るの？」と、ショックを受けるようなシュートが得意であった。彼の真摯な姿勢とプレイ振りが監督の先生や先輩、同輩、後輩の全てに認められて、当然のごとく3年生が抜けた後の新チームのキャプテンに選ばれた。私自身はレギュラー選手になれなかったが、彼がいたお蔭で最後まで部活を続けることができて、伝統ある松江北高バスケット部OB会（芝蘭会）の一員になれたと思っている。

実は、私が鳥取県西部医師会長や鳥取県医師会長になれたのも、彼の影が影響しているのである。私の直前の西部医師会長も鳥取県医師会長も、鳥取大学第2内科で堀江君の先輩であり、彼のことを高く評価していた。そのため、私のことを「あの堀江の友達」ということで買って頂いた。強烈なリーダーシップがあったお二人の先生の引きがなかったなら、私は医師会長になっていなかった。また、私の鳥取大学眼科の恩師である故藤永豊教授も堀江君と親しく、私の成人してからの恩師3人が何れも堀江君と深い関りがあることに、改めて不思議な縁と恩義を感じている。

ご存知のように、彼はこれまで「診察室へお入り下さい」という表題のシリーズで4冊の本を出版している。副題が1冊目「病は言葉で治療する」から「ことばの点滴いたしましょう」「診療はごはん　言葉がおかず」「人生最高の楽しみとは」と続き、今回は「人生100年時代　お金のかからぬ処方せん」となっている。何れも思わず手に取ってみたくなるセンスの良い副題である。そして、何よりも、5冊の本になるほどの分量の随想を、長年にわたってコンスタントに各紙に書いてきたことに深甚なる敬意を表したい。

今回の「人生１００年時代　お金のかからぬ処方せん」も誠に時宜を得た副題である。内容はこれまで同様に多岐にわたり、身近で起こる様々な事象を興味深く取り上げ、題材にしている。そして、彼の関心の多くは、まだテレビのなかった昭和30年代のラジオに遡る。テレビやスマホ時代の若い読者には理解できないかも知れないが、ラジオに噛り付いていた同世代の私には大いに共感できるのである。この「堀江ワールド」は第一巻から益々広がりを見せて我々読者を飽きさせない。正に「堀江ワールド」の面目躍如である。一方、難しいことを分かり易い平易な文章で書くことは至難の業であるが、彼は、専門であるポルフィリン症や肝臓疾患は元より、健康診断を始めとする医学的な事項を、一般読者にも分かり易い文章で解説している。彼自身は自分の専門知識をひけらかす様なことは決してないが、専門を極めている自信に裏打ちされた文章であることは容易に窺える。

「診察室」に入られた読者は、彼の努力とサービス精神に癒され、何がしかの幸福感を得られたものと思う。身近にいながら常に一歩先を行っている感じのする、畏友堀江裕君の益々のご健勝を願う。

堀江裕　プロフィル

昭和23年9月11日	島根県吉田村（現雲南市）に生まれる
昭和49年3月	鳥取大学医学部医学科卒業
昭和49年4月	鳥取大学医学部第二内科入局
昭和53年3月	医学博士（鳥取大学）
昭和53年4月	労働福祉事業団山陰労災病院勤務（嘱託医師）
昭和54年12月	島根県立中央病院第一内科医長採用
昭和56年4月	鳥取大学医学部助手採用
昭和63年4月	鳥取大学医学部講師昇任
平成2年～3年	米国ニューヨーク州 ロックフェラー大学留学（文部省在外研究員）
平成11年5月	鳥取大学医学部助教授昇任
平成11年7月	鳥取県日野病院組合日野病院院長就任
同	国立公衆衛生院客員研究員
平成12年9月	鳥取大学医学部臨床教授
平成16年6月	島根県済生会江津総合病院院長就任
平成20年4月	島根大学医学部臨床教授
平成27年4月	島根県済生会江津総合病院名誉院長就任

【現在の役職】

・島根県済生会江津総合病院名誉院長

・日本内科学会認定医

・日本肝臓学会認定医

・日本消化器病学会認定医

・ポルフィリン研究会会長

・産業医

【凡例】

本書は、山陰中央新報社山陰経済ウイークリーに著者が連載した「続笑いとユーモア／ドクトル堀江の院長日記」45編（2015年3月24日から2018年11月20日まで）、および山陰中央新報の「談論風発」に著者が執筆した7編（2015年5月31日から2017年8月20日まで）を一部加筆・修正してまとめた。さらに書き下ろし7編を加え、合計59編を収録した。

本文中に登場する団体名や人物の肩書き等は掲載時のもの。

診察室へお入り下さい　第五巻
こころの健康　からだの健康
人生100年時代　お金のかからぬ処方せん
2019（令和元）年12月9日発行
著　者　堀江　裕
発行所　㈱山陰中央新報社
〒690-8668　島根県松江市殿町383
文化事業局出版部　電話0852-32-3420
表紙イラスト　堀江　秀史
挿　絵　井上　晴夫・由記・和奏・雄晴
堀江　雅史・愛奈・春壮・陽太朗・愛衣
堀江　裕史
堀江　秀史・梨津
編　集　山陰中央新報社
印　刷　㈲高浜印刷
2003（平成15）年8月26日　第一巻発行　病は言葉で治療する
2007（平成19）年7月31日　第二巻発刊　ことばの点滴いたしましょう
2010（平成22）年11月13日　第三巻発行　診療はごはん　言葉がおかず
2015（平成27）年9月5日　第四巻発行　こころの健康　からだの健康
人生最高の楽しみとは